제3기 인생 길라잡이 시리즈 6

활기찬 노년을 위한 여가활동

김동진

서울대학교출판부

이 책은 재단법인 한국노인인력개발원이 일부 지원하여 출판되었음을 밝힙니다.

'제3기 인생 길라잡이 시리즈'
출판에 즈음하여

인생칠십고래희(人生七十古來稀: 사람이 70년 산다는 것은 옛날부터 아주 드문 일)라는 말은 아득한 옛말이 되고 말았다. 인생 80세는 보통이고 90세 아니 100세까지도 가능한 세상이 되었기 때문이다.

요즈음 60세부터를 노인이라 생각하는 사람들은 거의 없다. 60세가 되어도 앞으로 20년, 즉 지금까지 살아온 인생의 3분의 1은 더 살 수 있게 되었기 때문이다. 60세 이후 살아갈 20년 이상 세월은 결코 짧은 시간이 아니며 참으로 소중하고 의미 있는 시간이다.

우리나라에서 직장생활 하는 사람들은 주로 50대 중반에서 60세 사이에 은퇴한다. 은퇴라는 말은 지금까지 하던 일을 그만둔다는 뜻일 뿐이지 아무 활동도 하지 않는다는 뜻은 아니다. 60세부터 남은 인생 20년 이상은 스스로 계획하여 의미 있고 보람되게 보낼 수 있는 시간이다.

지난 20~30년 동안 노년기에 있는 사람들에게 배움의 기회를 마련해 주고 여생을 알차고 뜻 깊게 보내는 데 도움을 주려는 의미에서 노인대학(노인학교 또는 노인교실 거의 같음)이 많이 생겨났다.

그러나 노인대학을 운영하는 데 가장 큰 어려움은 내용이 알차고 의미 있는 교재가 없다는 것이다. 서울대학교 노화 · 고령사회연구소와 서울대학교출판부는 이의 필요성을 절감하고 노인대학에서 공부하는 사람들이 여생을 잘 계획하여 후회 없이 보내는 데 도움이 될 수 있는 교재를 만들기로 하였다.

퇴직 후 건강하게 지내는 시기를 '제3기 인생' 이라 한다. 노인대학에서 공부하는 분들은 모두 제3기 인생에 속한 분들이기 때문에 교재 시리즈를 '제3기 인생 길라잡이 시리즈' 로 정하였다. 이 시리즈는 노인대학에서 공부하는 사람들은 물론 제3기 인생에 속하는 모든 분들과, 앞으로 다가올 제3기 인생을 준비하시는 분들에게 도움을 드리고자 마련하였다.

많은 분들이 이 시리즈를 읽고 제3기 인생을 의미 있고 보람되게 계획하여 더욱 아름다운 여생을 만들어 가는 데 도움이 되기를 바라는 마음 간절하다.

2007년 9월

서울대학교 노화 · 고령사회연구소 소장 박상철

서울대학교출판부 부장 최성재

차례

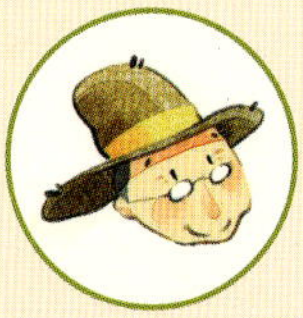

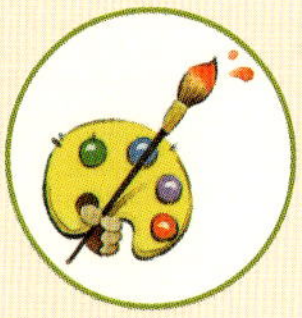

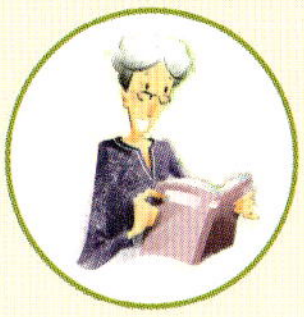

1 여가의 이해

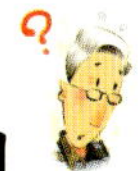

1. 여가의 의미와 기능

여가란 무엇일까? 여가는 우리가 일상생활에서 자주 듣지만 막상 대답하려고 하면 잘 표현하지 못하는 경우가 많다. 본 장에서는 여가의 의미와 현대 사회에서의 여가의 의미, 마지막으로 여가의 기능에 대해서 알아본다.

1) 여가의 의미

여가란 무엇인가? 평상시에 우리는 여가시간, 여가활동, 여가생활이라는 말을 자주 사용한다. 하지만 여가의 의미를 정확하게 알기는 쉽지 않은데 그 이유는 여가의 의미가 단순하지 않기 때문이다. 여가

(餘暇)는 한자로 남을 여(餘), 한가로운 가(暇)로 그대로 풀이하자면 '일하다 잠시 쉬는 틈' 이다. 그러나 이것은 단순하게 한자의 뜻을 그대로 풀이한 것이기 때문에 실제 여가의 의미라고 할 수 없다.

그렇다면 여가는 무엇인가? 여가는 크게 세 가지 의미로 나누어 생각해 볼 수 있는데, 그것은 시간의 의미, 활동의 의미, 마음의 의미이다. 먼저 시간의 의미에서의 여가는 일에서 벗어난 자유로운 시간을 말한다. 하루 24시간 가운데 먹기와 잠자기 등 살아가면서 꼭 필요한 생리적 기능을 유지하는 시간과 생계를 유지하기 위해서 일하는 시간을 뺀 나머지 시간 즉, '살아가는 데 꼭 필요한 시간을 제외하고 남은 모든 시간' 을 여가라고 생각하는 것이다.

두 번째는 활동의 의미에서의 여가다. 활동의 의미에서 여가는 자유시간에 일어나는 활동 중에서도 일과 각종 의무로부터 벗어나 스스로 하고 싶다는 생각에서 참가하는 활동을 말한다. 즉 여가를 단순히 자유시간이라고 생각하는 것이 아니라 '자유시간에 자발적으로 하는 활동' 으로 생각하는 것이다. 결국 활동의 의미에서 여가는 자유시간에 운동이나 책읽기, 산책, 바둑 등 하고 싶은 활동을 직접 선택해서 참여하는 것을 말한다.

세 번째는 마음의 의미에서의 여가다. 마음의 의미에서 여가는 활동의 의미에서 생각하는 자유시간 동안에 내가 하는 모든 활동이 아니며 '자유로운 시간에 자기가 직접 선택한 활동을 하면서 즐겁고 행복한 마음의 상태가 되는 것' 을 여가라고 생각하는 것이다. 예를 들어 보자.

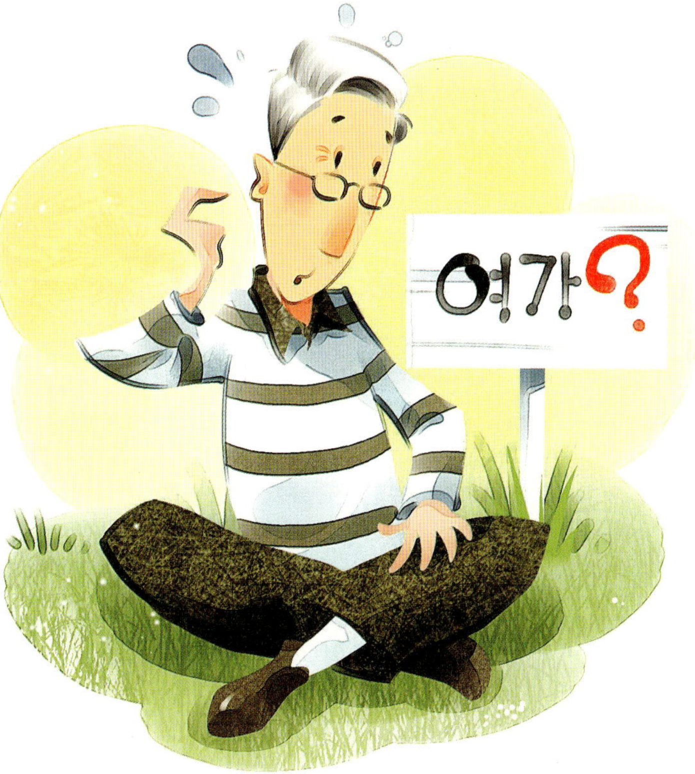

김씨는 월요일에서 금요일까지 회사에 다니고 근무시간은 아침 9시부터 오후 6시까지이다. 주말에 회사에 출근하지 않는 김씨는 토요일에 직장상사와 함께 테니스를 쳤다. 토요일이라서 좀 쉬고 싶었지만 직장상사가 테니스를 잘 치는 김씨에게 테니스를 좀 가르쳐 달라고 해서 토요일 오후 내내 함께 운동을 했다. 일요일에는 김씨가 좋아하는 등산을 갔다. 산길을 걸으면서 맑은 공기를 마시고 정상에서 산 아래를 내려다보니 일주일 동안의 피로가 싹 가시는 것 같았다.

여기까지 김씨의 일상에서 시간적 의미의 여가는 월요일에서 금요일까지 근무시간과 식사시간, 자는 시간 등을 뺀 모든 시간이다. 두 번째로 활동의 의미에서 여가는 주말에 직장상사와 함께 테니스를 친 활동과 일요일에 등산을 한 활동이라고 할 수 있다. 그렇다면 마지막으로 마음의 의미에서 여가는 무엇일까? 마음의 의미에서 여가는 등산이라고 할 수 있다. 직장상사와 함께 테니스를 친 활동은 김씨가 선택한 활동이기는 하지만 즐겁고 행복한 마음상태라고 할 수는 없기 때문이다.

이렇게 여가는 시간적, 활동적, 의식적 여가로 정의할 수 있다. 그러나 여가는 이러한 세 가지 개념으로 나누어 생각할 수 없는 종합적인 의미가 있다. 따라서 여가는 "생리적 필수시간과 노동시간을 제외한 여가시간에 자신이 자유롭게 선택한 활동을 통해서 기쁨과 즐거움을 얻고 자아실현을 하는 것"이라고 정의할 수 있다.

2) 현대사회와 여가

과거에는 여가를 즐기는 것이 사회 발전에 전혀 필요하지 않을 뿐만 아니라 오히려 방해가 되는 것으로 여겼다. 이러한 생각은 근검절약과 절제된 생활을 강조하던 서양의 청교도 윤리와 근면성실을 중요하게 생각하던 동양의 유교 사상에서 그 원인을 찾을 수 있다.

먼저 서양의 청교도 윤리는 근면, 검소, 정직의 생활관을 중요시하는 정신이다. 또한 내가 맡은 직업은 신의 소명을 받은 것이며 나의 직업에 전심전력을 다해 좋은 결과를 맺을 때 신이 나를 축복하고 구원한다고 생각하여 노동을 중시하였지 여가생활을 중요하게 생각하지 않았다.

또한 가난해도 책을 읽는 선비가 중시되는 유교적 전통 사회에서 살아온 한국사회에서도 여가에 대한 부정적인 인식이 심했다. 가까운 1980년대만 하더라도 전쟁과 가난을 극복하려 했던 세월의 영향으로 근면과 절약을 강조하면서 '일' 을 매우 중요하게 생각했기 때문에, 이와 반대되는 '논다' 는 것은 좋지 않은 것으로 여겼다.

그러나 도시화와 산업화, 기계화가 진행되면서 인간이 일과 기계에 밀려 주변적인 것이 되는 인간소외문제가 발생하게 되었다. 이러한 인간소외문제를 해결할 수 있는 방법으로 개인의 삶을 중요시하는 여가에 대한 인식이 긍정적으로 바뀌기 시작했고, 개인의 여가생활이 점차 중요한 문제로 인식되었다. 여가에 대한 이러한 변화는 크게 두 가지로 살펴볼 수 있다.

첫 번째 변화는 여가를 중요시하는 사회적 분위기가 확산된 것이고, 두 번째 변화는 여가활동 선택이 좀 더 자유로워진 것이다. 더구나 일하는 시간은 빠르게 줄어들어서 오늘날 대부분의 선진국에서 볼 수 있듯이, 주 5일 근무제 및 2일 휴무제가 보편화되어 일주일에 35~40시간만 일을 하고 있어 나머지 시간이 여가로 활용될 수 있는 자유시간이 되었다.

우리나라의 경우도 주 5일 근무제가 이루어지면서 공휴일이 늘어나고, 근무시간은 점점 줄어들고 있다. 따라서 최근 우리나라에서도 일보다 여가를 더 중요하게 생각하는 사람들이 늘어나고 있다. '남아도는 여가시간에 무엇을 해야 할 것인가' 가 오늘날 현대인들의 주요 관심사가 되면서 여가의 활용은 개인에게만 중요한 것이 아니라 국가적으로도 매우 중요한 문제가 되었다.

현대 사회에서 과학기술의 발달은 현대인의 생활을 풍요롭게 해 주었고 많은 여가 시간을 즐길 수 있게 해 주었다. 이렇게 늘어난 여가 시간을 계획을 세워 효율적으로 이용한다면 인생은 더욱 풍요로워질 뿐만 아니라 가치 있고 보람차게 될 것이다.

3) 여가의 기능

현대사회를 사는 사람들은 가족 수가 적은 핵가족 형태로 사는 것이 일반화되어서, 이 때문에 사람들 사이의 교류가 줄어들면서 외롭게 고립되는 환경에 쉽게 처하게 되었다. 게다가, 대중매체의 영향을 강하게 받게 되어 자신만의 개성을 잃어버리고 무작정 남들을 따라하는 현상이 심각한 문제가 되고 있다. 이러한 문제의 해결을 위해서는 창조적인 활동을 통해 자아를 찾는 것이 필요하나, 현대인들이 직장에서나 가정에서 자신만의 개성을 찾고 보여주기란 쉽지 않은 일이다. 따라서 바람직한 여가 생활을 통해 자신만의 개성을 찾는 것은 매우 중요한 일이다.

그렇다면 바람직한 여가활동은 어떠한 기능을 가지고 있을까? 여가의 기본적인 세 가지 기능은 휴식과 기분전환 및 자기실현이다.

먼저 여가는 일이나 스트레스 때문에 쌓인 피로를 회복시키는 기능을 가지고 있다. 여가는 일상생활에서 오는 스트레스에 지친 몸과 마음을 보완하고 회복시킨다.

두 번째로 여가는 지루한 일상생활에서 벗어날 수 있는 기회를 준다. 현대인의 인간소외현상을 극복하기 위해서는 잠시나마 일상으로부터의 탈출이 필요하다. 이러한 기분전환을 통해서 스스로 매일 반복적으로 일어나는 업무와 가정생활로 돌아갈 수 있는 힘을 얻을 수 있다.

세 번째로 여가는 자기실현의 기능을 가지고 있다. 여가는 기계적인 일상에서 오는 생각과 행동으로부터 벗어나게 하고 보다 폭넓고 자유롭게 사회활동에 참여할 수 있게 한다. 그리고 자신의 신체적 건강뿐만 아니라 감성과 이성을 계발할 수 있게 한다. 또한 자기 스스로 학습할 수 있게 하여 생활 속에서 새로운 것을 생각하고 만들 수 있도록 도움을 준다.

그 외에도 여가의 기능을 내적인 기능과 외적인 기능으로 볼 수 있다. 내적인 기능은 사람의 정신적 · 육체적 건전함을 유지하고 발달시키는 기능이다. 이러한 기능은 자기 자신을 믿을 수 있는 힘을 가질 수 있게 한다. 또한 여가의 외적인 기능은 개인이 집단이나 사회에서 공동생활을 해나가는 데 필요한 기능이다. 여가생활을 함으로써 사람들은 문화를 배우고 자신이 사회의 한 부분임을 깨닫게 되며, 나아가서는 사회를 변화시킨다.

2. 현대사회의 노인과 여가활동

이제까지 여가의 의미를 알아보고 현대인에게 여가가 어떠한 기능을 하는지 살펴보았다. 그렇다면 여가시간이 가장 많은 시기인 노년기에 있어서 여가는 어떠한 의미를 가지고 있고 생활이 어떻게 달라지며 또한 노년기에 여가활동이 왜 중요한지에 대해 구체적으로 알아보도록 하자.

1) 노년기와 여가

노년기는 직업적인 활동과 자녀양육 등 의무적인 일에서 벗어난 시기로 일상의 대부분이 여가시간이라 볼 수 있다. 수명의 연장으로 보다 길어진 노년기의 자유로운 여가시간을 어떻게 보내느냐의 문제는 노년기 개인의 삶의 질뿐만 아니라 가정과 사회 전체의 안정과 발전에 커다란 영향을 미친다.

그렇다면 노인의 여가활동은 어떻게 이루어져야 할까? 노인의 여가활동은 건강을 증진시킬 수 있는 활동, 사회적으로 사람들을 사귈 수 있는 기회를 주는 활동, 만족감을 느낄 수 있는 활동, 신체적으로나 정신적으로 자신감을 주는 활동, 재미있고 즐거운 활동으로 이루어져야 한다.

그러나 현재 일반적인 노년기 여가의 특성을 살펴보면,

첫째, 젊은이에 비하여 스포츠나 레크리에이션 활동 등의 참여율이 낮고 대신 TV나 라디오 시청 혹은 무료하게 보내는 시간이 더 많다.

둘째, 여가시간의 활용은 노인 개인의 처지에 따라 다르며 대개 어느 정도의 돈을 쓸 수 있느냐 하는 재정 상태에 따라 다르게 나타난다.

셋째, 노년기의 여가활동 시간은 돈이 적게 드는 TV시청에서부터 사회적인 활동에 이르기까지 다양하지만 대체로 노후를 위해 별다른 저축이 없는 경우에는 활동이 활발하지 못한 실정이다.

넷째, 노인은 주로 개인적인 오락에 자주 참여하며 특히 TV시청은 학식과 건강 정도에 관계없이 모든 노인의 가장 절대적인 오락거리이다.

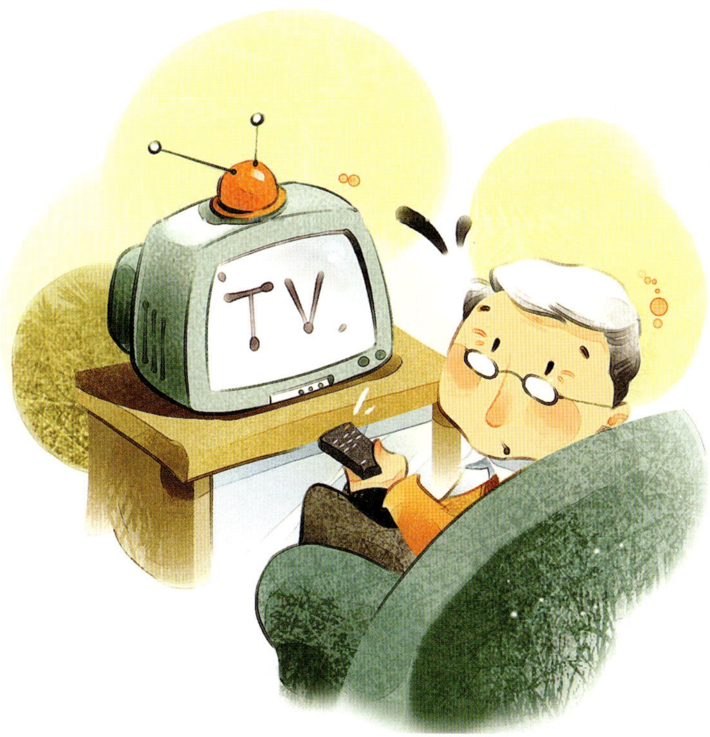

표 1-1 노인 여가활동의 종류와 특징

여가활동	여가활동의 특징
카드놀이 빙고놀이 볼링 사교춤	여러 명과 함께 하는 각종 놀이를 통하여 동료애를 느낄 수 있다.
소풍	새로운 장소에 가서 일상생활에서 느낄 수 없는 새로운 경험을 할 수 있다.
TV시청	주로 혼자서 하는 활동으로 다른 사람과 어울려서 즐기는 활동에서 얻을 수 있는 즐거움을 얻을 수 없다.
화분기르기 정원가꾸기 사진수집 고가구 수집 독서	활동적이지 않아서 안전하기는 하지만 고독한 활동이다.
뜨개질 수예 목공예 도예	자신의 기량을 표현할 수 있고 다른 사람들에게 실력을 인정받을 수 있지만 주로 혼자서 하는 여가활동이기 때문에 고독감을 느낄 수 있다.
자원봉사활동 종교활동	지적인 자극을 받을 수 있으며 자기를 표현할 수 있는 기회가 되고 보람을 느낄 수 있다.

다섯째, 젊은이에 비하여 사회활동이나 봉사활동, 특히 노소세대가 함께 즐기는 여가활동에는 많이 참여하지 않는다.

여섯째, 퇴직 후에 새롭게 개발한 취미나 오락은 거의 없다.

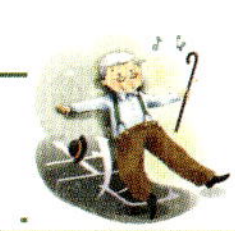

인생 2막, 달콤한 꿈을 꾸어라 !

퇴직 후 할 여가생활을 준비하라. '퇴사=은퇴=집에서 쉬기' 라는 생각은 버려야 한다. 재정적인 준비만이 노후 준비의 전부가 아니다. 은퇴 후 하루하루 죽을 날을 기다리는 비참한 삶이 아니라, 비로소 여유로운 제2의 인생을 꾸려나가려면 어릴 때의 꿈처럼 노년의 자기모습에 대한 꿈이 있어야 한다. 이러한 꿈을 위해서는 미리미리 준비가 필요하다.

1. 자신이 평소에 하고 싶었던 여가활동을 찾아라

사회생활을 하면서 하고 싶었지만 시간적 제약으로 하지 못했던 여가활동들을 미리 찾아본다. 은퇴 이후에도 열정을 가지고 보람을 느낄 수 있는 여가생활을 마련하면 나이와 상관없이 훨씬 더 젊게 살 수 있다.

2. 최소한 5년 이상 준비하라

은퇴 이후 갑자기 여가활동을 찾기란 어렵다. 최소한 5년 이상 투자해서 여가활동에 대한 정보를 얻어두고 또한 미리 배워두는 등의 준비가 꼭 필요하다.

3. 성격이나 신체나이에 알맞은 여가활동을 선택하라

고령화 시대는 이미 시작되었고 앞으로 더욱 뚜렷하게 드러날 것이다. 때문에 고령화 시대에는 노인들에게 보다 적합한 여가활동이 많이 늘어날 것이다. 이러한 정보에 귀를 기울여서 자신에게 알맞은 여가활동을 선택하라.

특히 우리나라 노인의 경우는 여가활동의 종류가 다양하지 않고, 동적이고 외향적인 활동이나 자기표현 및 성취감을 얻을 수 있는 활동에 거의 참여하지 않는다는 지적을 받고 있다. 그러나 노년기에는 좀더 적극적인 여가활동에 참여할 필요가 있다.

주로 퇴직과 함께 오는 노년기 여가는 꼭 필요하지 않은 것을 얻기 위해 시간을 보내는 것, 의무감 없이 원하는 것을 할 수 있는 시간, 더 이상 의무적인 것을 하지 않아도 되는 유용한 시간, 쉬거나 놀 수 있는 시간, 구속되지 않은 시간, 남는 시간 등 시간적인 의미로 생각될 수 있다. 그러나 이러한 여가시간은 어떻게 보내느냐에 따라 매우 다르다. 예를 들어, 재미있는 소설에 몰두하거나 재미있는 축구경기를 관전하는 것은 병원대기실에서 오랫동안 자신의 진료순서를 기다리는 것과 같지 않다. 모두 자유시간에 이루어지는 활동이지만 병원에서 기다리는 것은 여가라고 할 수 없다.

현대사회에서 여가를 어떻게 보낼 것인가의 문제는 모든 사람들의 공통적인 관심사이며 삶의 질을 결정하는 중요한 요소이다. 그러나 현재 많은 노인들에게 여가는 삶의 질을 높일 수 있는 기회나 수단이 아니라 어쩔 수 없이 받아들여야 하는 하나의 고역으로 여겨지고 있다. 노인들은 정년퇴직 이후 최소한 20년 이상의 노년기를 일 없이 생활해야 한다. 이러한 여가시간을 의미 없이 소일하는 것으로 보낼 것인가?

2) 노년기 생활 패턴의 특징

우리나라 평균 수명은 1990년에 71.27세였으나 2003년 76.53세로 은퇴 후의 생활이 전체 인생의 약 5분의 1에 해당하고 있고, 2018년에는 80세를 넘어설 것으로 전망된다. 우리 주변만 둘러보더라도 이제 60세 정도의 나이는 노인이라고 부르기 어려울 정도로 노인의 수명이 길어지고 있다. 일상의 대부분이 여가시간이라고 볼 수 있는 노년기는 수명연장과 이른 정년퇴임으로 더더욱 이 시기 노년기 여가활용의 중요성이 부각되고 있다.

2004년 보건복지부가 실시한 '전국 노인생활 실태 및 복지욕구 조

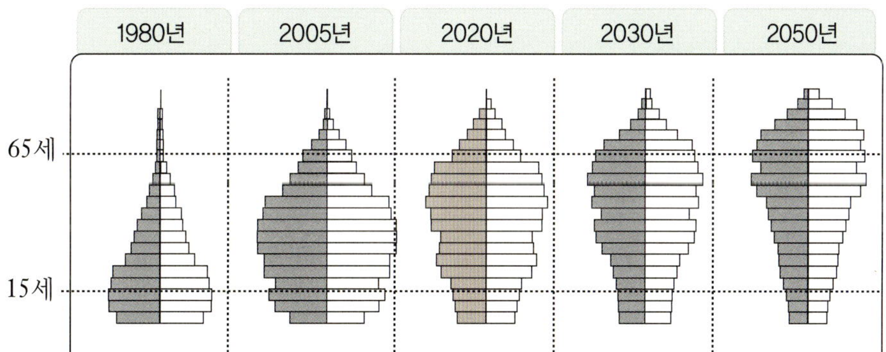

	1980년	2005년	2020년	2030년	2050년
총인구 (만 명)	3,812	4,728	4,996	4,933	4,235
생산가능 (만 명)	2,372	3,369	3,584	3,189	2,276
노인인구 (만 명)	146	437	782	1,190	1,579
유소년인구 (만 명)	1,295	899	630	554	380

그림 1-1 미래의 인구구성(자료: 통계청, 「장래인구신추계」, 2006)

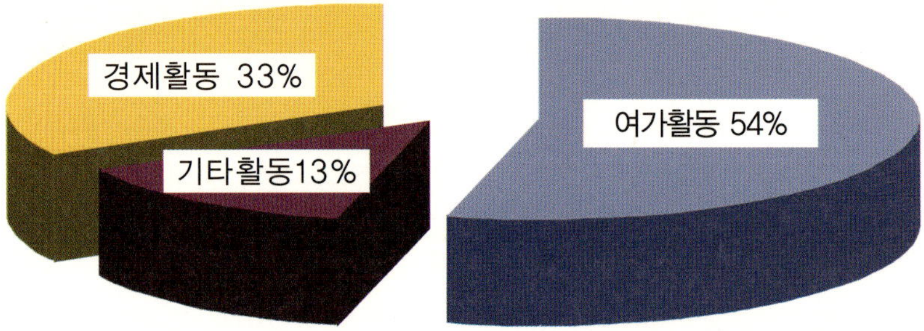

그림 1-2 2004년 전국노인생활 실태 및 복지욕구 조사

사' 에서도 여가활용의 중요성을 반영하는 결과를 볼 수 있다. 노후생활 활용계획에 대해 응답 노인의 33%가 '소득창출을 위한 경제활동을 하면서 노후를 보내고 싶다' 고 대답했고, 29.5%가 '취미활동', 15%가 '자원봉사활동', 9.3%가 '종교활동에 전념하겠다' 고 응답했다. 우리나라 노인 중 약 60%가 경제적인 측면에서 노후를 준비하고 있는 만큼 노인들의 가장 큰 관심사는 경제활동 유지에 머물러 있는 것이 사실이지만, 취미 · 자원봉사 등의 여가활동에 대한 욕구가 매우 크다는 조사결과이다.

보다 길어진 노년의 자유로운 여가시간을 어떻게 보내느냐의 문제는 노년기 개인의 삶의 질뿐만 아니라 그가 속해 있는 가정과 사회 전체의 안정과 발전에 지대한 영향을 미친다. 이로 인해 노년기의 여가활동 문제가 매우 중요한 이슈로 급속히 부상하고 있다.

3) 노년기 여가활동의 중요성

노년은 일과 젊음 등의 측면에서 볼 때 무언가를 잃어버리는 상실의 시기일 수도 있지만 여가활동의 측면에서는 이제껏 하지 못했던 새로운 것을 만들어 내는 새로운 창조의 시기이다. 일반적으로 의료보장이나 소득보장은 노인의 건강을 유지하고 인간으로서의 기본적인 생계를 유지하는 데 반드시 필요한 것이라고 생각한다. 반면에 여가활동은 노인의 생존에 직접적으로 영향을 미치지 않는 것으로 생각되고 있다. 소득보장은 아주 가난한 노인에 대한 생활보호, 무료급식 등 생활하는 데 가장 기본이 되는 것이고, 의료보장 역시 건강검진, 퇴행성질환 관리 등 생명을 유지하는 데 꼭 필요하다. 이에 비해 노인의 여가는 비교적 건강하고 생활유지 능력이 있는 노인을 대상으로 하기 때문에 의료보장이나 생활보호보다 더 중요하게 생각되기 어렵다. 그러나 조금 더 신중하게 생각해 보면 노인의 여가활동도 의료보장이나 소득보장 못지않게 중요하다. 그 이유는 다음과 같다.

첫째, 노인도 젊은 사람처럼 국가와 사회를 구성하는 한 사람으로 당당하게 살아가고 무한한 성장을 추구할 권리가 있다는 것이다. 즉 노인이 사회 구성원으로서 자신의 역할을 다할 수 있고, 자신을 발전시키고자 하는 욕구를 실현할 수 있는 생활을 가능하게 해주는 것이 노인복지의 원리이므로 노인에게도 젊은 사람처럼 여가활동을 즐기며 성장 및 발달욕구를 추구할 권리가 있다. 따라서 노인에게 여가활

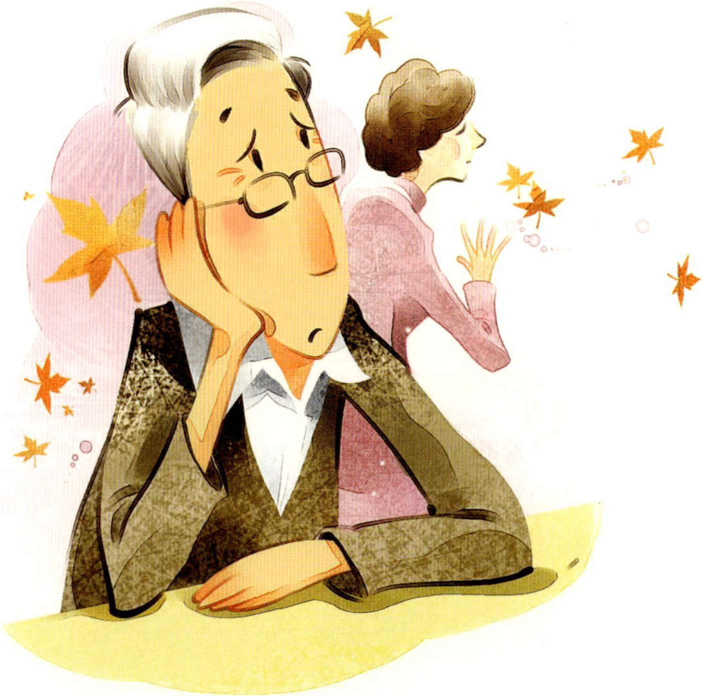

동을 보장하는 것은 곧 노인복지의 가장 기본적인 단계이다.

둘째, 현대 산업화 사회에서 발생하는 노인문제의 하나인 '고독 및 소외감'은 우울증과 삶에 대한 의욕에 직접적인 영향을 미친다. 따라서 이러한 고독과 소외감을 해결하는 수단인 여가활동은 노인의 생존과 직결되는 문제이다.

셋째, 정신질환, 치매, 중풍, 고혈압, 당뇨, 관절질환 등 노인의 만성퇴행성 질환 대부분의 예방 및 관리는 실제로 여가활동의 참여로 이루어지는 경우가 많다. 예를 들어 관절질환을 관리하기 위해서 여가활동으로 수영을 하는 경우를 들 수 있다. 따라서 여가활동은 의료보장에 포함될 수 있다. 여가는 여유 있고 건강한 노인에게만 해당되는 것은 아니다. 골프, 스키 등 몇 가지 항목 외에는 대부분 여가활동이 노인의 의료보장과 같은 중요성을 갖는다. 따라서 여가는 여유 있고 건강한 노인에게만 해당되는 것이 아니라 대부분의 여가활동이 노인에게 중요하다.

그렇다면 노년기에 여가활동의 참여를 통해 어떠한 욕구를 충족시킬 수 있을까?

첫째, 무료한 시간을 만족스러운 방법으로 보내려는 욕구를 충족시킬 수 있다.

둘째, 사회 속에서 퇴직하여 쓸모없는 존재가 아니라 의미 있는 존재로 인정받고 싶은 욕구를 충족시킬 수 있다.

셋째, 자기를 표현하고 싶은 욕구와 성취감의 기회를 가지려는 욕구를 충족시킬 수 있다.

넷째, 건강과 체력을 유지하려는 욕구를 충족시킨다.

다섯째, 일상적인 습관에서 벗어나 적절한 정신적 자극과 신선한 충격을 가지려는 욕구를 충족시킨다.

여섯째, 사회봉사와 같은 여가활동은 사회적으로 유용한 서비스를 제공해 남들로부터 존경받고 싶은 욕구를 충족시킨다.

노년기 여가를 단순하게 여유 있는 개인적 시간이라고 생각할 것이 아니라 다른 사람들과 더불어 사는 삶 속에서 하고 싶은 일을 하는 자유로운 시간, 자신이 만들어 가는 창조적인 삶을 만들어 가는 시간, 그

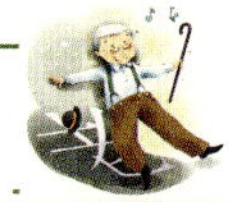

인생 2막, 달콤한 꿈을 꾸어라 2

나이가 들수록 부부가 함께할 시간은 크게 늘어난다. 젊었을 때 대화가 없던 부부였다면 더더욱 은퇴 후 갑자기 주어진 함께 있는 시간을 감당하지 못해 당혹해하기도 하고, 심지어 황혼 이혼에 이르기도 한다. 노후에는 자식 중심에서 부부 중심으로 바뀐다는 것을 깨닫고 은퇴 전부터 부부만의 시간에 익숙해져야 한다.

1. 일주일에 한 번 대화의 시간을 가져라

부부 사이에 대화만큼 중요한 것은 없다. 대화가 줄어들면 오해가 생기고 문제가 늘어나기 마련이다. 갑자기 하지 않던 대화를 시작하기 힘들다면 일주일에 한 번 대화의 시간을 만들어라. '수요일 밤 9시는 우리 부부의 차 마시는 날' 등 일주일에 하루 날을 정해 대화를 유도하는 것도 좋다.

2. 함께 할 수 있는 여가 생활을 가져라

등산이나 골프 등 노후에도 할 수 있는 여가생활을 젊었을 때부터 함께하라. 공동의 취미 생활을 통해 공감대가 형성되면 부부의 정이 더욱 돈독해진다.

3. 따뜻한 관심을 보여라

나이 60이 되면, 같은 집에 살아도 전날 밤 배우자가 어느 방에서 잤는지도 모른다는 말이 있다. 나이가 들수록 서로에게 무관심해지는 걸 당연하게 여기지만 현실은 전혀 그렇지 않다. 나이에 상관없이 사람은 누구나 관심을 받고 싶어 하고 관심을 받은 만큼 돌려주려는 마음도 커지게 된다.

4. 입으로 애정을 표현하라

'일이 년 산 것도 아닌데, 말로 꼭 표현해야 아나?' 할지 모르지만, 오래된 애정도 말로 표현하지 않으면 알 수 없다. 때로는 형식이 내용을 규정하듯 애정 표현에 인색해질수록 마음도 굳어지게 마련이다. 나이가 들어서도 자신이 상대방을 사랑하고 있음을 자주, 많이 표현하라.

5. 배우자의 건강을 먼저 보살펴라

아픈 곳을 챙겨주는 것만큼 고마운 것은 없다. 배우자가 아플 때일수록 가장 가까이서 자리를 지켜 주어라. 평상시에도 배우자의 건강에 관심을 가져라. 그 마음이 전해져 그 이상의 관심과 애정을 받을 것이다.

6. 서로에게 편지를 쓰라

얼굴을 맞대고 말로 하기 힘든 표현은 편지를 통해 대신하라. 머릿속의 생각을 글로 써내려가다 보면 미워하고 짜증스러웠던 마음, 미안하고 감사했던 마음들이 정리가 된다. 특히 감사하고 미안한 마음을 전할 때의 편지 한 통은 그 어떤 선물보다 큰 감동을 줄 것이다.

7. 집안일을 함께 하라

집안일은 남편과 아내의 역할을 정해 함께 하라. 일정한 날을 정해 집안일을 함께 하라. 부부가 함께 한 노동의 대가가 집안 곳곳에 드러날 때 더 큰 보람을 느낄 것이다.

8. 부부만의 공간을 만들라

집안의 식탁이나 거실이라도 좋고 동네의 작은 찻집이라도 좋다. 부부 둘만이 오붓한 시간을 보낼 수 있는 공간을 만들어라. 중요한 일을 상의할 때나 화해하기 위한 공간으로도 유용할 것이다.

9. 지나간 앨범을 꺼내어 보라

함께 살아온 시간이 묻어나는 앨범을 꺼내 보라. 젊은 시절, 행복했던 시간들을 추억하는 것만으로도 부부의 정이 돈독해질 것이다.

10. 둘만의 여행지를 만들라

기분 전환이 필요하거나 조용하게 쉬고 싶을 때 찾아갈 둘만의 여행지를 만들어라. 일상을 벗어던지고 둘만의 공간에 들어가면 대화의 내용과 깊이가 훨씬 풍부해질 것이다.

리고 한국인으로서의 정체성 확립은 물론 사회활동에 참여할 수 있는 기회로 인식하여야 할 것이다.

그러나 노인의 신체적, 사회적, 정신적 능력에도 불구하고 공식적인 역할이 주어지지 않는다면 여가시간은 운명처럼 받아들여야 하는 소일거리가 될 것이다. 결국 의학의 발달로 연장된 삶을 보다 생산적으로 보내려면 여가시간에 여가교육을 통해 지식과 기술습득으로 노후를 활기차게 보내야 할 것이다.

'여가 투성이' 의 노후생활을 '시간 때우기' 식으로 생각할 것이 아니라 활력 있는 삶을 위한 '적극적인 여가 보내기' 에 더 큰 비중을 두어야 할 것이다. 인생을 사계절에 비유한다면, 노년기는 겨울에 해당한다고 할 수 있다. 봄, 여름, 가을이 아름답듯이 겨울도 넉넉하며 포근한 아름다움을 줄 수 있다. 인생에서 아름다운 겨울을 즐겁게 보내기 위해서는 삶과 여가가 밀접하게 연관되어야 한다. 노년기의 적극적이고도 올바른 여가선용으로 은퇴 이후의 삶이 끝이 아닌 새로운 출발점이 될 수 있도록 만들어 보자. 성공적인 노년기를 위한 여가는 비능률적인 일로 단지 소일하는 것에 만족해서는 안 된다. 성공적인 노년기는 여가를 어떻게 보내느냐에 달려 있다.

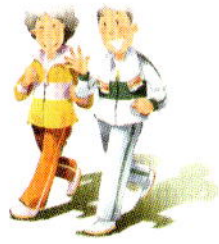

실천해야 할 일

1. 여가의 세 가지 의미와 현대사회에서 여가의 의미는 무엇인지 생각해 봅시다.
2. 나는 나의 여가를 어떻게 보내고 있는지 생각해 봅시다.
3. 나의 여가활동이 나에게 어떤 의미를 갖는지 생각해 봅시다.
4. 나의 여가활동을 위해 어떤 준비가 필요한지 알아 봅시다.

2 노년기 여가활동

1. 노년기 여가활동 현황

앞에서는 노년기 여가활동의 특징을 알아보았다. 여기에서는 이러한 특징들로 인하여 우리나라 노년층의 여가활동이 어떠한 형태로 이루어지고 있는지 살펴보도록 하자.

한국보건사회연구원의 조사에서 국내 노년기 여가활동에 관한 복수응답 결과 TV시청 및 라디오 청취가 94.6%로 노인들이 가장 많이 즐기는 여가활동이었고, 친구 · 친척 모임이 41%, 종교생활이 33.6%, 신문 · 책 읽기가 27.6%로 대부분의 여가를 개인적이고 정적인 활동에 이용하고 있는 것으로 나타났다.

또한 1996년의 한국노인문제연구소 조사에서는 라디오 청취와 TV 시청이 72.5%로 가장 높고, 다음으로 화투 · 장기 등의 놀이가 26.5%,

공원 · 복덕방 · 경로당 등에서 소일이 17.4% 신문 · 잡지 · 서적 등 독서가 9.5%, 등산 · 낚시 · 산책 등 운동이 6.9%, 예술관련 활동은 1% 등의 순인 것으로 보고되었다.

전국 노년기 생활실태조사에서도 노년기 여가 참여는 활발한 활동보다는 다분히 수동적이고 소극적인 활동이 많은 것으로 나타났는데, 거의 매일 하는 여가활동으로서 가장 많이 지목된 것은 라디오 청취 및 TV시청, 경로당 및 노인 회관 참여, 음주 혹은 차 마시기의 순이었으며, 주 1~2회 하는 여가활동으로 가장 많이 지목된 것은 종교활동으로 나타났다.

통계청이 2004년 11월 23일에 공표한 주거와 교통, 문화와 여가, 교육과 관련한 2004년 사회통계조사 결과 역시, 60대 이상의 경우 TV시청과 휴식 및 수면을 주된 여가활용 방법으로 대답한 응답자가 전체의 55.8%를 차지하는 것으로 나타났다.

여가 프로그램 참가 여부에 따라 나누어 조사한 경우, 여가 프로그램에 참여하는 노인학교/대학 노인의 경우에는 집안일을 한다는 이가 16.8%이고, TV시청 및 라디오 청취와 교양강좌 참석이 각각 16.3%로 나타났다. 여가 프로그램에 참여치 않는 경로당 노인의 경우는 손자녀 돌보기가 41.4%로 높은 비율을 나타냈고, 화투, 장기, 바둑이 7.6%가 있었다. 한편 특별한 일 없이 집에 있다는 응답은 노인학교/대학과 경로당 노인을 합하여 4.8%이었다. 특이한 것은 응답자들이 집안일, 손자녀 돌보기 등도 여가활동으로 여긴다는 것이다. 이는 집안일이나 손자녀 돌보기가 돈을 벌지 않는 일이고, 집에서 놀면서 하는

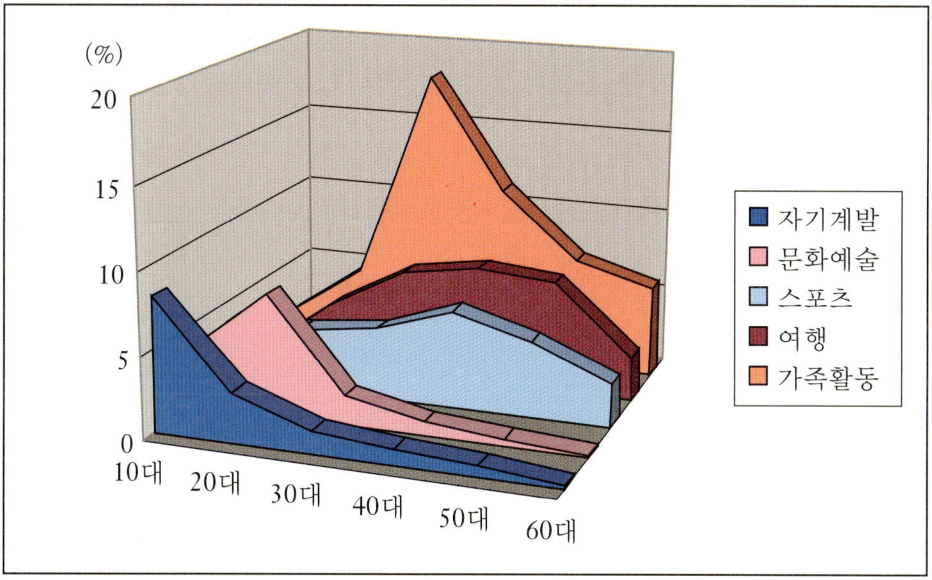

그림 2-1 연령대별 여가활동 유형(능동적 여가활동을 중심으로)

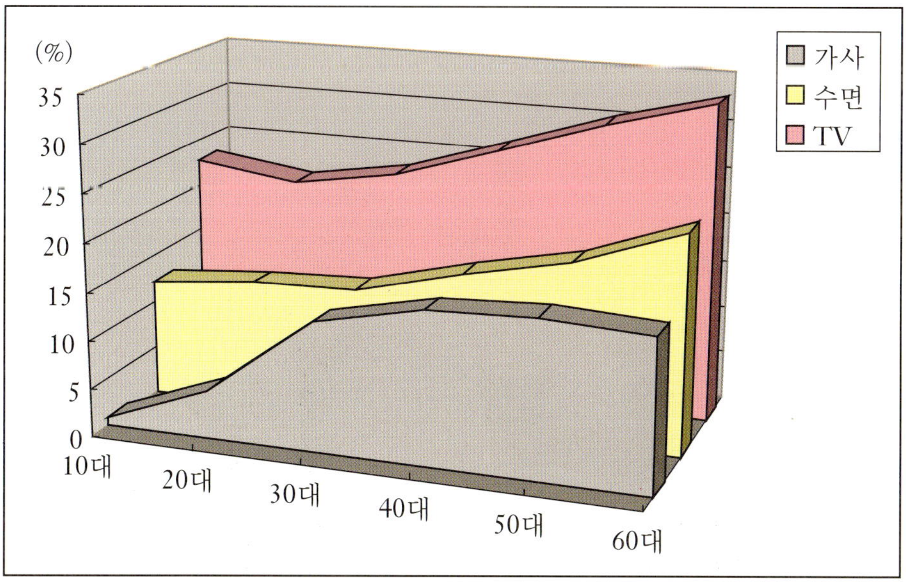

그림 2-2 연령대별 여가활동 유형(수동적 여가활동을 중심으로)

일이기 때문이라고 한다.

앞의 그림들은 여가활동의 패턴을 연령별로 나타낸 것으로 다른 연령대의 여가활동 형태와 노년기 여가활동 형태를 비교해 볼 수 있다.

앞의 그림들에서 주목해야 할 부분은 노년층이 다른 층에 비하여 자기계발, 여행, 문화 · 예술, 가족활동, 스포츠 활동 등 능동적 형태의 여가활동 비율이 매우 낮게 나타났다는 것이다.

반면에 TV시청, 가사일, 수면 · 휴식 등 수동적 형태의 여가활동은 다른 연령보다 두드러지게 높게 나타나는 것을 알 수 있다.

앞의 그림에서 잘 나타나듯이 노년기의 여가시간은 계속해서 증가하고 있지만 여가활용은 여전히 많은 문제점들을 갖고 있음을 알 수

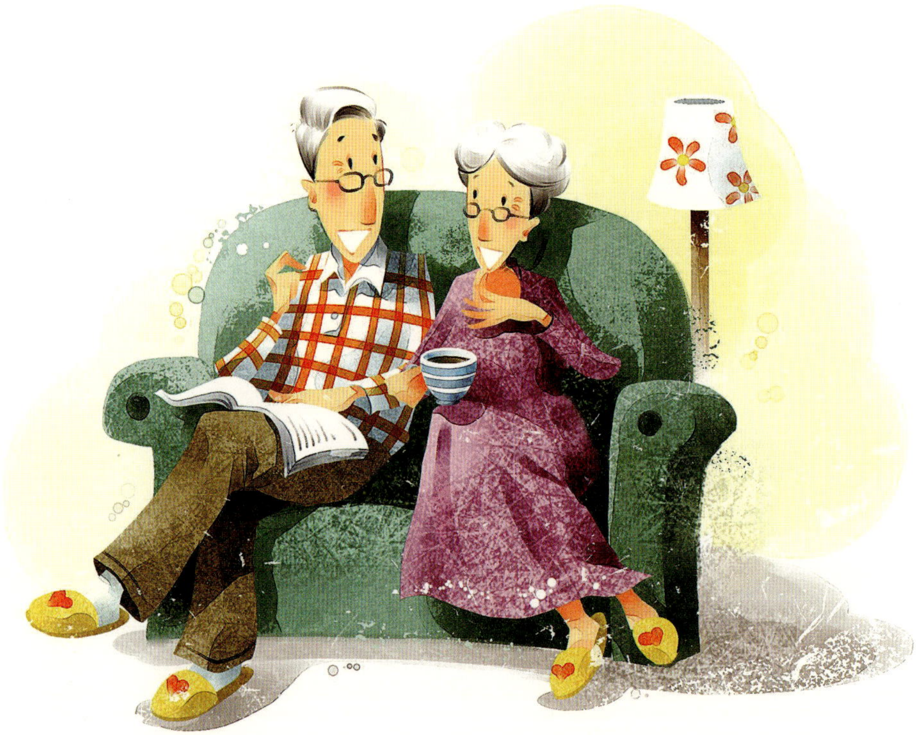

있다. 노인들 스스로 적극적인 자세로 여가활동에 참여하는 형태가 매우 부족하고, 수동적 형태의 여가활동이 두드러지게 나타나는 바람직하지 못한 형태로 이루어지고 있다. 이를 통해 우리나라 노인들의 여가생활이 주로 집안에서 혹은 제한된 범위 안에서 소극적으로 행해지는 수동적인 모습을 보이고 있다는 것을 확인할 수 있다. 물론 이러한 수동적이고 소극적인 여가활동을 통해서도 예술적 창작이나 감상, 학습활동 등 노년기 최상의 여가를 향유할 수도 있다. 그러나 이 같은 경우는 매우 예외적인 경우에 해당하며, 다른 사람들과의 관계 속에서 이루어지는 능동적인 여가활동은 인간관계를 형성하고, 새롭게 만들어진 인간관계에서 맡게 되는 역할을 수행하면서 노년기의 역할 상실로 인해 실추된 자아를 회복시킬 수 있다는 것이다. 이러한 목적을 달성하기 위해서 노년기 여가생활을 돕는 기관으로 노인학교, 노인대학, 노인종합복지관 등이 운영되고 있다. 이 기관들의 목적은 노년기 품위향상과 사회적응능력을 증진시켜 잠재력을 개발하는 데에 있다.

2. 노년기 여가 시설 현황

우리나라에서 노인들이 여가를 즐기며 인생의 황혼기를 활기차게 보낼 수 있는 노인여가복지시설로는 노인복지법 제36조 제2항에 의하면 경로당, 노인교실, 노인휴양소, 노인복지(회)관 등이 있다. 이 법에 의하면 경로당, 노인교실, 노인휴양소는 노인여가시설에 속하며,

표 2-1 노인여가 복지시설 현황

구분	2003년	2004년	2005년
노인복지회관	145	152	163
경로당	48,800	51,287	53,616
노인교실	684	819	1,002
노인휴양소	4	3	4
소계	49,633	52,261	54,785

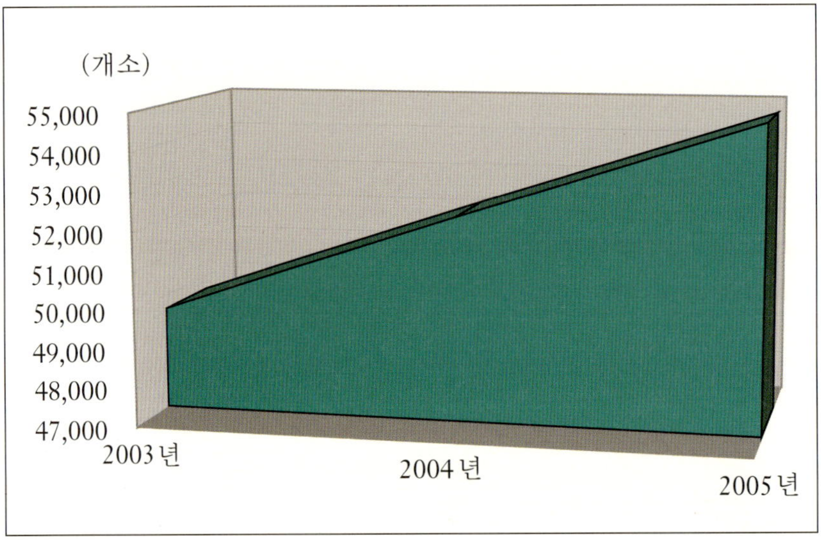

그림 2-3 노인여가 복지시설 수 추이

노인복지(회)관은 노인복지시설에 속하고 있다. 일반적으로 노인복지회관과 노인종합복지관으로 구별하고 있지만 대개 노인복지회관이란 명칭으로 같이 사용되고 있다.

노인복지법에서 규정하고 있는 노인여가시설의 개념을 먼저 살펴보면 다음과 같다. 노인복지법에서 경로당은 지역노인들이 자율적으로 친목도모 · 취미 오락 활동 · 공동작업장 운영, 기타 여가활동을 할 수 있도록 하는 장소를 제공함을 목적으로 하는 시설이고, 노인교실은 노인들에 대하여 사회활동 참여욕구를 충족시키기 위하여 건전한 취미활동 · 노후건강유지 · 소득보장 기타 일상생활과 관련한 학습프로그램을 제공함을 목적으로 하는 시설로 정의되고 있다. 또한 노인휴양소는 노인에 대하여 심신의 휴양과 관련한 위생시설 · 여가시설 · 기타 편의시설을 제공함을 목적으로 하는 시설로 지칭하고 있다.

모든 시설이 1980년대부터 양적인 증가는 계속되어 오고 있으나 시설의 질적인 면은 이를 뒷받침하지 못하고 있다.

1) 노인복지회관

무료 또는 저렴한 요금으로 노인에 대하여 각종 상담에 응하고, 건강의 증진 · 교양 · 오락 기타 노인의 복지증진에 필요한 편의를 제공한다.

여기에서는 노인복지 분야에 대해 국가가 규정하는 목적 사업인 노인문제 상담, 불우노인 결연, 노인 사회교육 및 여가지도 교육, 노인부업실 운영, 가정봉사원 파견사업, 노인학교 운영, 목욕서비스 등이 제공되고 있다. 기관에 따라 일일 캠프, 지역봉사 클럽, 교양강좌, 서예교실 등이 이루어지고 있으나 내용은 매우 제한적이다. 각 복지관에서 운영하는 노인대학은 컴퓨터, 서예, 노래교실, 레크리에이션, 지역 인사 초청 특강 등의 프로그램 외에 매월 관광지 견학도 별도로 실시한다. 비용은 무료부터 월 10,000원까지 하고 있다. 보편적으로 종합사회복지관에서 운영하고 있는 대부분의 노인 여가 프로그램은 사회교육의 일환으로 노인교실(대학)을 개설하여 주 1회 내지 2회 정도 실시하고 있다. 노인복지회관에서 진행되는 노인여가 프로그램은 형식적으로 진행되는 한계를 가지고 있다. 그리고 진행되는 여가 프로그램은 전문가들에 의해 개발되어 진행되는 것이 아니기 때문에 전문성이 떨어지고, 많은 사람들에게 적용할 수 있는 대중성이 부족하여 활성화되지 못하는 등의 문제점을 안고 있다.

이러한 실정은 종합사회복지관에서도 마찬가지다. 대개의 종합사회복지관은 대도시 영세민 밀집지역에 설치, 운영되고 있어 노인만을 대상으로 하는 특화된 프로그램을 제공하지 못하고 있다. 대부분의 시설에서 일반 노인을 대상으로 실시하고 있는 여가 프로그램이나 사회교육 프로그램은 소수의 기관을 제외하고는 전무한 상태이며 대동소이한 프로그램을 모든 회원을 대상으로 제공하고 있는 것이 현실이다. 그나마 주 1회 내지 2회 정도 실시되는 노인 여가 프로그램인 노인교실도 전문적인 프로그램 부족과 재정난의 어려움을 겪고 있다. 즉, 성이나 연령, 학력, 직업 등 서로 다른 특성을 가진 노인들의 형편과 능력을 고려하지 않고 '노인'이라는 하나의 특성으로 묶어서 프로그램이 진행되고 있다. 그리고 진행하는 프로그램들 간의 관련성을 찾아보기 힘들다. 또한 프로그램에는 노인들이 무엇을 하고 싶어 하는지가 제대로 반영되어 있지 않으며, 프로그램을 진행한 후의 노인들의 반응에 대한 프로그램 진행자의 대답과 지원도 거의 이루어지지 않고 있다.

2) 경로당

지역노인들이 자유롭게 친목도모 · 취미활동 · 공동작업장 운영 및 각종 정보교환과 기타 여가활동을 할 수 있도록 하는 장소를 제공한다.

경로당은 양적 증가에도 불구하고 노인들의 여가활동 욕구를 해소

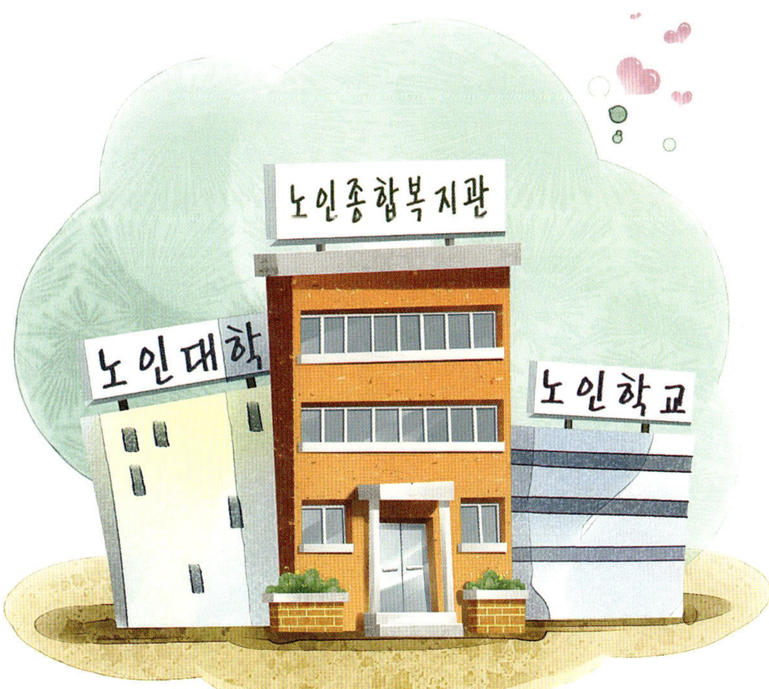

시켜 주기에는 매우 미흡한 실정에 있다. 특히 변화하는 시대 상황에 따라 경로당의 새로운 역할과 기능 즉, 노인 복지를 증진하고 나아가 사회참여의 기회가 확대되도록 경로당이 활발한 역할을 하도록 요구되지만 이에 부응하고 있지 못한 것이 현실이다.

실제로 이 시설을 이용하는 노인은 90만 명도 되지 않는 것으로 추산하고 있는데 우리나라 경로당의 규모는 9평 이하가 7.8%, 10평에서 19평까지가 23.89%, 20평에서 29평까지가 31.1%, 30평 이상이 37.3%로 아쉽게도 건전한 노인여가 시설로서의 기능을 다할 수 없는 좁은 공간이다. 또한 건전한 노인여가활동을 위한 프로그램도 많이 부족한 편이다.

한국보건사회연구원에 의하면 "전국 경로당의 여가설비나 비품으로는 장기판 · 화투목(88.7%), TV(80.2%) 정도이고, 신문 · 잡지, 장구 · 북 등은 과반수 정도만이 구비하고 있는 상태이며 그 밖의 설비는 거의 전무한 상태"라고 하고 있다. 이에 덧붙여 "대표적인 여가프로그램으로는 화투나 장기/바둑, 라디오/TV 시청이 대부분을 차지하고 있어서 노인들의 다양한 여가나 취미생활에 대한 욕구를 충족시켜 주지 못하고 있는 실정이라고 밝혔다. 따라서 대부분의 경로당은 장소가 좁고 시설이 낡으며, 전문가가 진행하지 못해 비체계적으로 프로그램이 실시되고 있다. 또한 프로그램 자체가 없는 곳도 적지 않다.

경로당이 노인들의 여가활동 장소로서의 기능을 올바르게 수행하기 위해서는 운영의 효율화를 위한 정책적인 노력이 따라야 함에도 불구하고 아직까지 주무부서인 보건복지부에서는 경로당에서 실시하고 있는 프로그램에 대한 실태조차도 파악하고 있지 못하며, 정책적인 지원이나 감독은 거의 전무한 실정이다. 따라서 경로당은 공간이 좁고, 재정이 부족하며, 조직적인 프로그램이 부족하다. 또한 지역사회 주민들의 지원과 관심이 부족하여 지역사회의 노인여가 시설로서 제구실을 못하고 있는 것으로 평가되고 있다. 경로당의 운영을 위한 대안은 오래 전부터 여러 가지 형태로 제시되어 왔다. 그러나 경로당 장소가 많이 낡고 좁으며, 다양한 참가노인들의 특성을 고려한 전문성 있는 프로그램을 개발할 수 있는 전문가가 없으며, 그 프로그램을 진행할 만한 인적 자원도 부족하여 활발히 운영하기에 어려움이 있다. 특히 현대사회에서의 경로당이 과연 어떤 역할을 할 것인가가 분명히 정해지지 않아 여러 대안들이 쉽게 효과를 발휘하지 못하고 있다.

경로당에서 매달 사용할 수 있는 운영비의 액수는 매우 적어서 경로당을 잘 운영하는 데에는 많은 어려움이 있다. 국가 보조금과 광역·기초자치단체에서의 보조금을 받고 있지만 지원금 수준이 너무 낮다는 것과 시·군·구별로 지원금의 차이가 심하여 운영비 지원에 대한 형평성 문제가 있다는 비판이 제기되고 있다. 현재 우리나라의 경로당은 여가활동을 위한 프로그램이 거의 없고, 운영에 필요한 자원이라고 할 수 있는 시설, 재원, 인력 등도 부족하여 경로당은 노인들이 시간을 보내는 단순한 공간으로서만 사용되고 있다. 전문 인력을 이용한 합리적이고 체계적인 프로그램의 도입은 거의 진행되고 있지 않다고 볼 수 있다.

최근 일부 노인종합복지관에서는 인근 경로당을 위하여 프로그램을 직접 지원하기도 하지만 현실적으로 이러한 경로당 지원 프로그램은 한정적일 수밖에 없으며 이의 혜택을 받은 경로당은 극히 일부에 지나지 않는다. 따라서 노인종합복지관에서 경로당 프로그램을 개발하여 지원할 수 있도록 재정적 · 행정적 지원을 하는 것은 경로당 운영의 개선을 위한 한 대안이 될 수 있을 것이다. 한편 경로당에 가까이 있는 보건소, 사회체육회관, 지역사회복지관 등의 사회시설들과 연계하여 경로당을 지역 노인들을 위한 보건복지 지역정보센터로 그 기능이 확대될 수 있도록 하는 것도 개선책의 하나가 될 수 있을 것이다.

3) 노인교실

노인들에 대하여 사회활동 참여욕구를 충족시키기 위하여 건전한 취미생활 · 노인건강유지 · 소득보장 기타 일상생활과 관련한 학습프로그램을 제공한다.

노인교실에서 실시되고 있는 프로그램은 크게 교육프로그램과 여가활동프로그램으로 나누어진다. 교육프로그램의 학습내용은 주로 노인들이 원하는 강좌를 중심으로 이루어지지만 전문강사에 의한 교양강좌보다는 취미 · 오락 위주의 프로그램을 운영하고 있는 노인교실도 많이 있다. 단, 몇몇 재정적 지원이 풍부한 종교단체나 전문가에 의해 교육이 진행되는 노인종합복지관의 노인교실은 상당히 짜임새 있는 교육이 이루어지고 있다.

주로 건강체조, 가요, 시조, 단체소풍, 견학시찰, 무용, 에어로빅, 요가 등 많은 수의 노인들이 함께 모여서 할 수 있는 프로그램을 실시하고 있다. 또한 소규모 활동으로 풍물/탈춤, 한글, 한문, 영어, 수지침 등도 낮은 비율로 실시되고 있으며 이 외에도 종이접기, 단전호흡 등의 프로그램과 사회봉사활동을 내용으로 하는 프로그램이 운영되고 있다.

우리나라에서 노인교실은 노인을 위한 유일한 평생교육기관이라고 할 수 있으나, 노인교실에 대한 제도적 · 행정적 미비는 이러한 역할과 기능을 제대로 발휘할 수 없도록 만드는 가장 큰 요인이 되고 있다. 이 노인교실은 대개 교양교육이나 여가활동 프로그램을 겸하여 실시하고 있지만 교육기관에 따라 교과과정, 교육정도 등은 상당한 차이가 있다. 노인교실에서 실시되고 있는 프로그램은 노인이 무엇을 하고 싶은지에 맞추어 진행되기보다는 경제적 이익추구 목적을 위해 프로그램을 이용하는 것에 지나지 않고 있어 적절한 노인교육 프로그램의 실천 및 개발도 많이 부족한 실정이다. 즉 노인의 능력을 새롭고 다양하게 개발하기보다는 노인들이 무엇을 배우고, 만들 수 있는 능력을 고려하지 않은 놀이 위주의 프로그램만 진행되고 있어 교육 및 학습의 효과를 기대하기 어렵다. 여기에는 자금 부족으로 유익한 프로그램을 진행할 수 있는 강사를 초빙하거나 다양한 교육 기자재를 구입하는 것이 어렵다는 현실적인 문제가 자리하고 있다. 또한 노인교실 운영자들의 대부분이 관련된 분야의 전문가들이 아니기 때문에 전문성이 부족하고 배치된 인력이 노인교실 운영만을 전적으로 담당하지 않으므로 일관성 있는 프로그램을 집행하거나 유능한 강사를 섭외하는 일도 쉽지 않다.

프로그램 측면에서 가장 심각한 문제는 노인교실이 뚜렷한 교육 목표 없이 산발적으로 생겨나 프로그램의 종류나 내용, 질적 수준이 천차만별이라는 것이다. 또한 교과과정이나 내용이 일관성 있게 보편적으로 적용되는 것이 아니라 노인교실의 운영주체에 따라 각기 다르게 규정되는 경향이 강하기 때문에 프로그램이 매우 방만하고 임의적으로 운영되고 있다는 것이다.

노인교실 역시 경로당, 노인복지회관과 마찬가지로 노인 자신들을 포함한 사회적 인식의 부족, 운영재원의 부족, 노인교육 전문가의 부재, 그에 따른 교육프로그램의 빈곤 등으로 노인여가 시설로서의 구실을 못하고 있는 실정이다. 이러한 문제점을 극복하기 위해서는 전문적인 부분에 대한 정부의 상세한 지원책이 마련되어야 한다.

3. 노년기 여가활동의 문제

노인들이 생활하면서 갖게 되는 여러 욕구들을 제대로 이루지 못해서 나타나는 문제들이 바로 노인 여가의 문제라고 할 수 있다. 그리고 이것은 기본적으로 소득 · 보건 · 주택 · 교육 · 오락 · 교통 등에 대해서 노인들이 가지는 욕구가 제대로 채워지지 않으면 사회적 문제로도 커질 수 있다. 특히 의학이 옛날보다 훨씬 발전하면서 더 오래 살게 되고 노인으로 살아가는 시간은 더 늘어났다. 또한 일찍 퇴직하게 되는

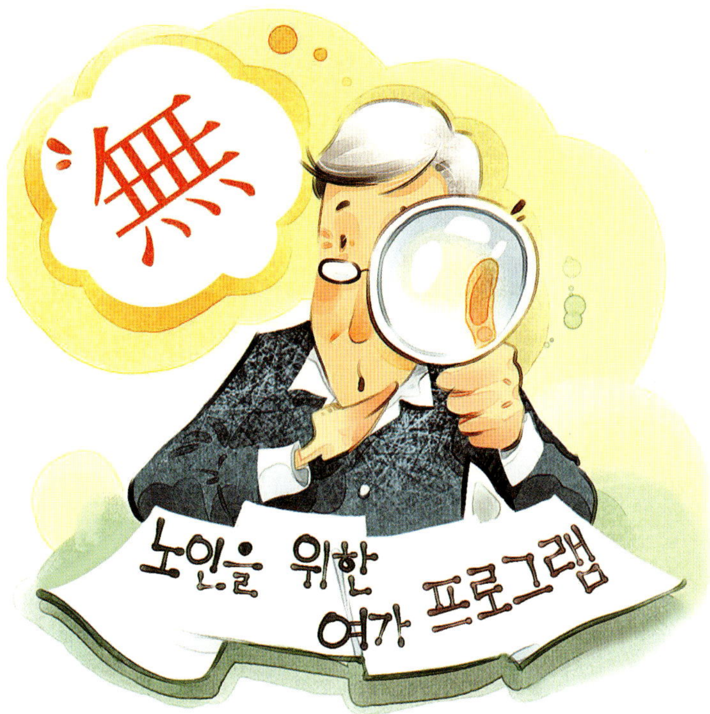

조기정년으로 인해 시간은 많지만 마땅히 여가를 보람치게 보낼 수 있는 것들에 대해서는 생각하지 못하게 되었다. 이리하여 노령기는 '역할 없는 역할', 다시 말해 '할 일 없이 하루를 보내게 되는 것이 일'이 되어 오늘날의 많은 노인들이 오래 살 수 있다는 축복 속에서도 무엇을 하며 시간을 보낼 것인가에 대해서는 마땅한 답을 못 찾은 채 고민하고 있는 것이다. 2004년 65세 이상 인구가 원하는 여가활용방법은 TV보기, 라디오 듣기가 56.7%로 가장 높았고, 쉬거나 잠자기 50.7%, 집안일 32.9%, 사교 관련(친구만남, 친가방문, 동호인 모임 등) 30.0%, 가족과 함께가 24.7% 순으로 나타났다. 우리나라 노인들은 여가활동의 대부분 시간을 효율적으로 활용하지 못하고 단순히 TV 시청이나 라디오 청취 또는 특별한 프로그램이 개발되어 있지 못한 경로당이나 노인학교에서 연령이 비슷한 노인들과 잡담 정도를 하면서 여가시간의 대부분을 보내고 있는 것으로 나타났다.

이것은 노년기 여가생활에 대한 뚜렷한 정책이 없고 여가 프로그램의 단순화, 여가생활에 대한 우리나라 사회의 인식부족, 또는 노인 자신이 노후의 여가시간에 무엇을 하며 보낼 것인가에 대한 계획을 세워놓지 않고, 노인을 위한 여가시설 또한 제대로 마련되어 있지 않는 것에 그 원인을 찾을 수 있다. 이를 보다 자세하게 알아보면 다음과 같다.

1) 노인을 위한 여가 프로그램의 부족

현재 경로당이나 노인학교에서 제공되는 프로그램은 매우 단순하고 변화가 없어 대부분의 노인들은 단순한 놀이(장기, 바둑, 화투)를 하고 있다.

2) 노인 여가시설의 미비로 인한 시간적 · 공간적 접근의 제한

정부의 정책적 지원이 뒷받침되지 않아 노인 여가시설이 부족하고 더불어 시설의 노후화 등이 문제가 되고 있다. 서울시의 노인복지관은 2002년 당시에 22개소(노인종합복지관협회, 2002)에 불과하였으며, 각 구당 1개소를 설치하여도 노인 4만 3,500명 당 1개소에 불과한 것이었다. 종합사회복지관 재가봉사센터에서도 프로그램을 진행하고

읽을거리

노는 땅을 마을 공동의 텃밭으로

파주시의 경로당에서는 부녀회와 함께 배추를 공동 경작하여 이웃들에게 제공했고, 광주시의 경로당은 밭작물을 경작하여 장학생을 다수 선발해 장학금을 지원해주고 있다.

경기도 남양주시에 한 경로당에서 노인들이 노는 땅을 가꾸어 고구마를 심었다. 여러 노인들의 정성과 노력으로 수확된 고구마는 주변의 독거노인에게 20kg씩 전달됐다. 근처의 경로당에서도 노는 땅을 이용해 경작한 농산물을 팔아 인근 초등학교에 장학금과 이웃돕기 성금을 기부했다.

이러한 경로당의 사회 환원 사업은 일회성에 그치는 것이 아니라 몇 년에 걸쳐 꾸준히 진행되고 있는 활동들이다. 이처럼 경로당이 이전의 단순한 오락 휴식의 장소라는 이미지에서 벗어나 사회 환원의 장소로 탈바꿈하고 있다.

참여한 노인들은 자투리 시간을 이용해 어려운 이웃을 도울 수 있는 게 큰 보람으로 생각된다며 만족감을 나타내고, 자신이 누군가를 돕는다는 뿌듯함을 느끼게 된다.

노는 땅 경작사업 등을 통해 노인들이 소일거리도 얻고 수익금으로 어려운 이웃을 돕는 사랑의 실천이 되도록 새로운 형태의 경로당이 전국으로 전파되길 기대한다.

있으나 이용인원이 노인복지관에 비해 눈에 띄게 낮으며, 기존의 재가 복지서비스는 노인의 자립 및 생활안정에 중점을 둔 것이며, 여가활동에 중점을 둔 것은 아니라고 볼 수 있다. 그나마 전국 4만 691개소에 이르는 경로당의 경우 시설규모가 협소하고, 설비상태가 미비하여 노인을 위한 특별한 여가활동 프로그램은 거의 실시되지 않고, 노인들이 모여 말 그대로 시간 보내는 곳으로만 이용하고 있다.

노인 여가활동을 위한 사회 시설의 부족은 대표적인 노인 문제 중에 하나인 고독의 문제를 능동적으로 대처할 수 없게 한다. 고독의 문제는 건강하고 활기찬 여가생활을 영위할 경우에 상당부분 감소될 수 있으나, 소홀히 지나치면 노인들에게 신체적 · 정서적 고통을 안겨 줄 수 있다. 따라서 개인의 삶의 질을 결정하는 데 중요한 시기인 노년기의 여가는 중요한 과제이며, 노령화 사회가 심화되면서 사회적으로 노년기의 여가는 그 중요성이 더해가고 있다.

3) 노인의 여가에 대한 사회적 인식의 부족

노인의 여가활동에는 가족구성원의 배려와 지역사회의 적극적인 참여가 필요하지만 현재 우리 사회에서는 이러한 노인에 대한 배려가 전혀 이루어지고 있지 않다.

노령사회에 대비한 관련 복지시설을 마련하는 것이 '어디서 여가를 즐길 것인가'의 문제라면 그러한 복지시설과 이용시설에서 활용할 수 있는 프로그램을 개발 · 보급하는 것은 '무엇을 하며 여가를 즐길 것인가'의 문제이다. 노인의 수가 빠른 속도로 늘어나는 것에 대비해 적당한 수준의 노인복지시설을 확보하고 노인들의 경제적 능력, 건강정도, 관심사 등에 따라 자유롭게 선택할 수 있는 다양한 여가 프로그램을 준비하여 만들어 나가면서 노인 여가활동의 활성화 및 건전한 노년 문화 조성을 준비해 나가는 것이 필요하다.

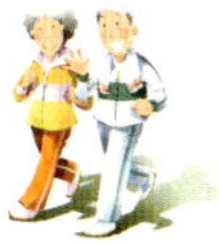

실천해야 할 일

1. 여러분이 현재 참가하고 있는 여가활동을 모두 나열해 보고, 능동적 활동과 수동적 활동으로 구분해 봅시다.

2. 앞으로 참가하고 싶은 여가활동 목록을 작성해 보고 어떠한 준비가 필요한지, 어떻게 참가할 수 있는지 확인해 봅시다.

3. 여러분의 집 주변에 위치한 노년기 여가복지시설을 확인해 보고, 각 시설에 어떤 프로그램이 있는지 확인해 보도록 합시다.

3 건강한 여가활동

1. 건강하다는 것의 의미는 무엇인가?

주변에 나이가 들어도 건강하게 사는 사람을 보게 되면 나도 저렇게 건강하게 살고 싶다는 생각을 자연히 하게 될 것이다. 나이가 들면 들수록 사람들은 얼마나 자신이 건강하게 살 수 있는가에 관심을 가진다. 또한 과연 어떻게 사는 것이 건강하게 사는 것인가에 대한 궁금증도 많다. 이 절에서는 어떻게 하면 건강한 여가생활을 즐길 수 있는지를 구체적으로 알아보고자 한다.

읽을거리

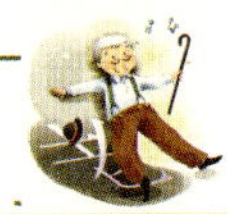

"외로움 심할수록 치매 걸릴 위험 높아"

외로움이 치매를 재촉할 수 있다는 연구결과가 나왔다. 미국 러시 대학 메디컬센터의 로버트 윌슨 박사는 의학전문지 '일반정신의학 기록(Archives of General Psychiatry)' 2월호에 발표한 연구논문에서 노인 823명(평균연령 80.7세)을 대상으로 4년에 걸쳐 실시한 조사를 분석한 결과, 외로움이 심한 사람일수록 치매에 걸릴 위험이 높은 것으로 나타났다고 밝혔다.

윌슨 박사는 "매년 설문조사 등을 통해 이들의 외로운 정도를 1에서 5까지의 점수로 측정하고 아울러 기억력-학습력-사고력을 테스트한 결과 외로움 점수가 1점 올라갈 때마다 치매위험이 약 51%씩 높아지는 것으로 나타났다"고 말했다.

우리가 '건강하다' 라고 할 때의 의미는 흔히 신체적으로 어떤 질병이나 아픈 곳이 없어서 몸이 편하다고 느끼는 상태라고 한다. 그러나 이러한 상태는 진정한 건강이라고 하기에 너무나 제한적이다. 우리가 진정한 건강이라고 말할 수 있는 것은 신체적, 감성적, 정신적, 지적, 그리고 사회적 건강이 균형을 이루는 것을 말한다. 이를 구체적으로 말하면 다음과 같다.

첫째, 신체적 건강은 건강한 몸, 풍부한 영양섭취, 적당한 운동, 의학적으로 자기 자신을 보호할 수 있는 능력과 같은 것으로 우리가 일반적으로 '건강하다' 라고 말하는 것이다. 둘째, 감정적 건강은 스트레스나, 그 밖의 감정적인 여러 어려움에 부딪혔을 때 이를 잘 이겨내어 자신의 감정을 잘 보호할 수 있는 능력을 말한다. 예를 들어 항상 긍정적으로 생각하는 사람들, 똑같은 일을 겪어도 다른 사람들은 심각하게 생각하지만 아무렇지도 않게 생각하는 사람들과 같은 경우가 감정적 건강의 예이다. 셋째, 정신적 건강은 정신적인 풍요 상태와 같은 것으로 정신적 건강의 예는 사랑, 자비, 명상과 관련된 주제들이다. 넷째, 지적인 건강은 교육, 성취, 능력개발과 같은 것들로 평생을 통하여 갖추어야 하는 건강이라고 할 수 있다. 마지막으로 사회적 건강은 친구 간, 가족 간 그리고 지역사회에서의 관계를 통해서 나타나는 것으로, 다른 사람에게서 받을 수 있는 보살핌과 존중, 도움 등 사회적 지지에 의해 생길 수 있다.

2. 건강과 여가생활은 어떠한 관계가 있는가?

앞 절에서는 진정한 건강의 의미를 알아보았다. 그럼 이제는 건강과 여가생활은 과연 어떠한 관계가 있는지, 또 여가생활을 함으로써 건강에 어떠한 도움을 받을 수 있는지에 대하여 알아보기로 하자.

새로운 여가활동을 배운다는 것은 우리의 건강과 밀접한 관련이 있다. 이는 곧 건강할 수 있는 요건을 갖춘다는 뜻이다. 예를 들어 은퇴 후 어린이들에게 수영을 가르치거나 자기의 전문 분야를 다른 사람들에게 교육하는 노인들의 경우, 그들은 이를 통해 자신들도 성공적으로

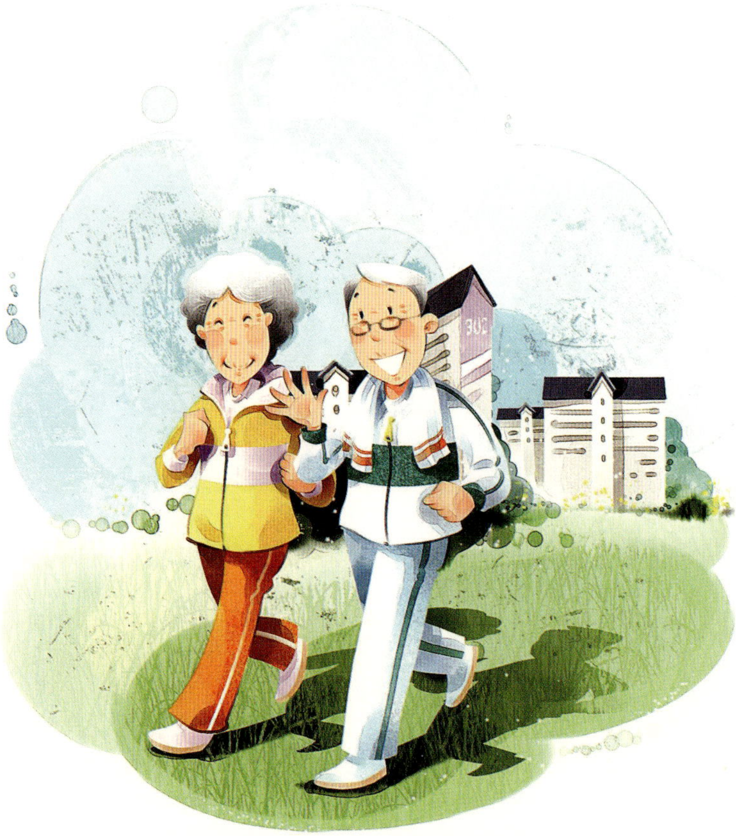

할 수 있는 일이 많다는 믿음을 갖게 된다. 게다가 이러한 사회적 활동과 자아 결정은 노인들로 하여금 스트레스에 잘 대처하고 유지할 수 있도록 도와준다.

이렇듯 건강과 여가생활의 관계는 서로 관련이 깊다. 건강이 좋고 나쁘냐의 문제는 여가활동에 참여하는 데에 영향을 미칠 것이고, 반대로 여가활동에 참여를 잘하느냐 못하느냐에 따라서 건강에도 좋거나 나쁜 영향을 끼칠 것이다. 인생을 살아가면서 노년기에는 스트레스를 받을 수 있는 사건, 사회적으로 고립이 되거나 사회적으로 불평등한 관계들이 많아진다. 그리고 이러한 것들이 건강에 영향을 미치면서 나이가 들수록 건강이 금방 나빠지는 것이다. 따라서 여가생활의 중요성이 점점 커지고 있고 그 중요성을 먼저 이해하는 것이 필요하다.

여가활동은 스트레스가 많은 일상생활에서 올 수 있는 병들을 예방하고 줄어들게 하는 효과가 있다. 스트레스를 많이 받은 사람은 육체적 · 정신적인 병들을 얻게 되지만 여가활동을 통하여 스트레스를 치료하는 것이 가능하다.

이러한 것을 증명하는 연구 중에 하나는 여러 가지 스트레스와 관련된 요소 중에서 적성 감각, 운동 정도 그리고 여가활동만이 스트레스를 풀어 주는 데 도움을 준다는 것이다. 여가참여를 많이 하는 사람이거나 자신의 여가생활에 만족하는 사람들은 스트레스를 받아도 많은 상처를 입지 않는다. 반면에 그렇지 않은 사람들은 작은 스트레스에도 많은 상처를 받게 된다.

그러면 이러한 여가참여는 어떻게 스트레스를 억제시켜 주는가? 이러한 물음에 내한 답은 첫 번째, 사회적 시시를 이용할 수 있다는 인식을 갖도록 도와준다. 두 번째, 여가활동 참여는 자아결정을 하는 데 도움을 준다. 예를 들어 어떤 사람이 노인 복지관에서 운영하는 프로그램 중 게이트볼 프로그램에 참여한다고 가정하면 이러한 활동을 통하여 동료들과 사회적인 관계를 맺게 됨으로써 사회적 지지를 얻을 수 있게 되고 많은 프로그램 중 자기가 결정한 게이트볼을 함으로써 자아결정이 높아지게 되어 결국은 스트레스를 줄이고 스트레스로부터 자유로워질 수 있는 것이다.

왜 여가생활을 즐기면 건강해진다고 말할 수 있는 것인가? 그것에 대한 답은 여가생활의 특징을 보면 알 수 있다. 사람들은 일상생활 속에서 자기가 하고 싶거나 자기가 선택해서 하는 활동은 거의 없다. 자기가 꼭 해야 하는 일이기 때문에 의무적으로 하는 경우가 대부분이다. 그렇지만 여가생활은 다르다. 일상생활 속에서 어떠한 일을 자기 스스로 결정해서 할 경우에는 자신도 모르게 즐거움이나 행복감을 맛보게 된다. 예를 들어 자신이 당뇨병이 있어서 매일 동네 한 바퀴를 걸어야 한다면 이것은 의무적인 활동으로, 즐거움을 주지 못한다. 그렇지만 자기가 건강을 위해서 또한 동네를 산책하면서 자연을 만끽한다면 그것은 자기가 결정하는 활동이기 때문에 큰 즐거움을 줄 것이다.

여가생활이 건강에 미치는 효과에 대한 많은 연구들이 있다. 칼타비오라는 학자는 신체건강에 대한 여러 가지 형태의 여가활동의 효과들을 검사했는데 18세부터 81세의 340명이 넘는 사람들을 인터뷰한 결과, 야외 스포츠 활동이 건강에 가장 좋은 영향을 미침을 확인했다. 또한 갓베이라는 학자의 연구에서는 공원 이용과 지적 건강 사이의 관계에 대해 검사하였는데 결과는 공원을 자주 사용하는 사람이 그렇지 않은 사람보다 더 건강하다는 것이었다. 또 공원을 자주 이용하는 사람들은 정기 신체검사를 제외하고 다른 검사나 치료를 위하여 의사를 방문하는 횟수가 일반 사람에 비해 매우 적었다.

마지막으로 공원 이용과 공원에서의 활동에 관한 연구에서 공원 이용을 통해 긍정적인 분위기를 높이고 부정적인 분위기를 감소시키며 스트레스를 완화시킨다고 나타났다. 또 정기적인 공원 이용은 모든 사람들에게 건강과 복지와 같은 장기간 혜택을 주었다. 이는 공원에서의 활동과 자연환경의 혜택들이 개인에게 조금씩 쌓여가면서 영향을 주는 효과를 갖게 하기 때문이다.

읽을거리

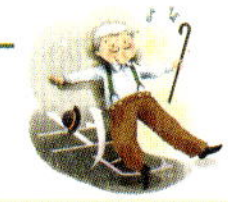

노년 우울증, 종교 · 취미활동이 도움

주부 우울증 못지않게 사회적 문제로 대두되는 것이 바로 노년기 우울증이다. 노년기 우울증은 다른 우울증과 마찬가지로 우울한 감정이 계속되고 입맛이 없으며 밤에 잠을 못 이루는 불면증세가 나타난다. 또 두통 복통 등 증상이 나타나기도 한다. 심하면 기억력이 없어지고 환각 증상 등 인지적 장애현상이 나타나기도 한다. 노년기 우울증은 나이를 먹어 감에 따라 뇌도 노화하기 때문에 발생한다.

특히 나이가 들수록 몸속에서 감정을 전달하고 건강하게 유지하는 데 필요한 아세틸콜린, 도파민, 세로토닌 등 신경전달물질이 감소하는데 이에 따라 우울한 감정이 식지 않고 이어지는 것이다. 여기에 나이를 먹었으니 사회에서 더 이상 할 일이 없어졌다는 인식도 한몫 한다.

• 스트레스에 특별히 주의

노인 우울증을 치료하는 것은 쉽지 않다. 노인의 특성상 자신의 불편한 사항을 주위에 드러내지 않기 때문이다. 이 같은 이유로 치료시기를 놓치고 이에 따라 만성화된 증상은 쉽게 치료되지 않는다. 그러므로 일상생활 속에서

예방에 힘써야 한다. 먼저 우울증을 유발할 수 있는 상황에 대해 유연한 대처가 필요하다. 우울증을 유발하는 주요 사건으로는 소중한 사람과의 이별, 가족의 죽음, 재산 손실, 환경 변화 등이 있다.

우울증에 걸리는 사람들의 가장 큰 특징은 사소한 일에 신경을 쓴다는 것이다. 때문에 만사에 예민하게 행동하기보다는 즐겁고 유쾌한 상태를 유지하고 어떤 일에 처했을 때 긍정적인 마음을 갖는 것이 중요하다.

우울증상을 악화시키는 또 다른 요인으로는 스트레스가 있다. 스트레스를 받으면 우선 그 스트레스 원인이 무엇인지를 파악해야 한다. 예를 들어 스트레스가 가족 구성원과의 갈등 때문인지, 혹은 자신에 대한 기대가 충족되지 않아서인지 등을 명확하게 파악해 그 문제를 해결할 수 있도록 해야 한다. 이와 함께 약물치료도 병행해야 한다. 우울증은 뇌에서 신경전달물질이 불균형을 이뤄 나타나는 것으로 이를 해결해 줄 수 있는 약물을 처방하면 치료에 도움이 된다.

• 감정 변화 심하면 적신호

우울증을 예방하기 위해서는 가족과 친지, 친구 등 주위 도움이 절대적으로 필요하다. 우울증이 있는 노인들은 아무에게서도 도움을 받을 수 없다고 생각하는 경향이 짙다.

그러한 생각이 있으면 계속 고립되거나 격리된 삶을 살 수밖에 없다. 때문에 주변 친구나 가족과 함께하는 시간을 많이 가져야 우울증을 예방할 수 있다. 종교를 갖는 것도 좋다. 같은 취미를 지닌 사람들끼리 소모임을 만들어 지속적인 만남을 갖거나 취미로 정기적인 운동을 하는 것도 좋다. 단 자살을 기도했거나 자살이 예상될 때, 심한 불면증 · 초조 · 절망감이나 갑작스러운 감정의 폭발이 종종 발생할 때, 갑자기 일을 포기하거나 직장에서 사직할 때, 환자 자신이 치료를 거부하거나 치료에 협조가 안 될 때는 무조건 전문의를 찾아 상담하고 치료를 받아야 한다.

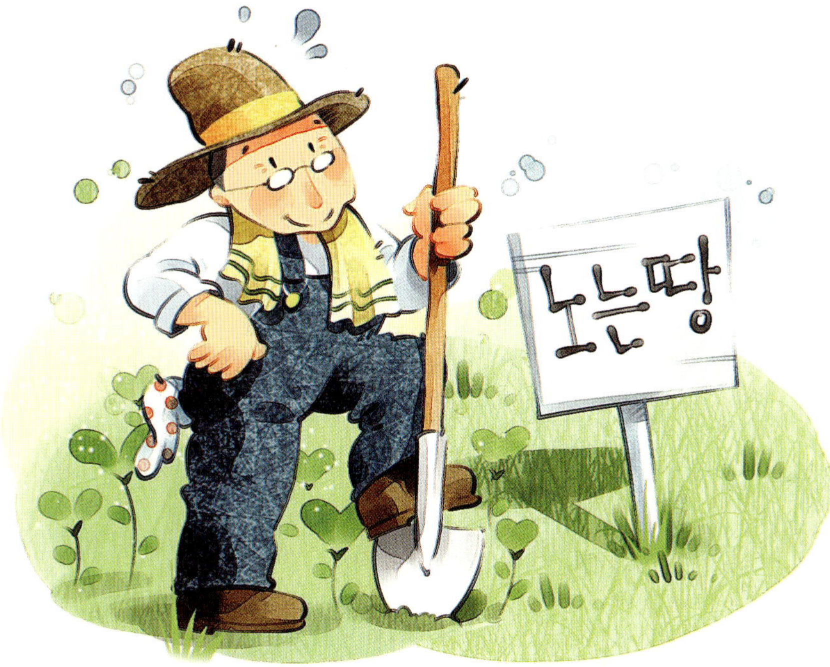

3. 건강한 생활과 건전한 여가

우리는 흔히 건강한 생활을 하기 위해서는 건전한 여가를 즐겨야 한다고 주장한다. 그렇지만 이러한 주장이 이해는 되지만 구체적인 방법은 알고 있지 못한 사람들이 대부분이다. 그럼 건강한 생활이란 무엇인가? 건전한 여가는 무엇인가? 여기에서는 건강한 생활과 건전한 여가를 위한 구체적인 방법을 알아보고자 한다.

과연 어떠한 것이 건전한 여가 또는 건강한 여가인가? 5km를 매일 뛰는 것이 어떤 사람에게는 건강을 지키는 것일지 모르지만 어떤 사람에게는 아주 위험한 행동일 수도 있다. 그렇지만 여가에서 중요한 건강의 개념인 즐거움을 추구하는 인간의 욕구는 우리가 살아가는 데 있어서 가장 중요한 것 중에 하나이다. 자기 자신이 올바르다고 느끼는 무엇인가를 하는 것과 자신의 행동이 좋다고 느끼는 것은 모두 건강과 인류의 생존을 위해 유익한 것이다. 그렇지만 무작정 즐겁기만 하다고 해서 우리에게 도움을 주는 것은 아니다. 건전하고 건강한 여가를 통해서 느끼는 즐거움만이 우리에게 많은 도움을 준다. 이러한 즐거움은 우리에게 기쁨과 건강을 선사한다.

이러한 여가생활을 즐기는 데에 필요한 7가지에 대해서 알아보도록 하자.

1) 생각보다 행동, 말보다 행동이 먼저

건전한 여가는 당연히 행하여지는 것이 아니라 행동하는 것을 반드시 포함해야 이룰 수 있다. 예를 들어 축구 경기를 보는 것보다는 같이 축구를 하는 경우가 더 건강하고, 다른 사람의 그림을 보는 것보다는 그림을 그리는 것이 더 건강하고, 친구와 대화하는 것이 텔레비전에서 사람들이 이야기하는 것을 듣는 것보다 더 건강한 것이다. 물론, 텔레비전을 켜는 것도 행동에 속한다. 그렇지만 텔레비전을 켜는 행동은 자기가 의식을 가지고 켜는 것이 아니라 단순한 행동으로 일어나는 현상이다. 따라서 여가에서는 사람들이 의식과 지각으로 행동하는 것인지 아니면 강제로, 무의식적으로 행동하는 것인지가 중요하다. 건전한 여가는 인간의 의지에 의한 즐거운 행동이고, 이것은 운동만큼 중요하다. 건강과 관련된 격언 중 하나인 "사용해라. 그렇지 않으면 잃는다." 라는 말을 명심해야 할 것이다. 이는 여가에서도 마찬가지이다. 만약 여러분이 팔이나 뇌, 감정을 사용하지 않는다면, 그것들은 약해지기 시작한다. 그러므로 이제 여러분도 건강한 여가시간 동안 자신이 선택한 행동을 통해서 여가를 즐기기 바란다.

2) 창조적인 일하기

우리가 하는 여가 활동 중에서 창조성을 포함한 여가활동은 그렇지 않은 활동보다 우리를 더 건강하게 한다. 그렇지만 이러한 창조성이라는 것을 너무 어렵게 생각할 필요는 없다. 여기서 말하는 창조성은 "주어진 상황에서 적절한 충격을 가진 새로운 반응의 생신"이라고 할 수 있다. 쉽게 설명하여 창조적인 일을 통해 자기가 하고 있는 활동을 발전시키거나 향상시켜야만 하는 것이다. 예를 들어 어린 아이가 처음 본 물건을 가지고 이것저것 해보는 것은 창조성이 아니다. 그냥 새로운 행동에 불과한 것이다. 그러면 이러한 창조성은 여가활동에서 어떻게 나타나는가? 여가활동에서 나타날 수 있는 창조성은 대부분 여가활동을 어느 정도 배운 상태에서 나타난다. 여가생활을 즐기기 위해서는 여가활동을 배우는 것도 매우 중요하다. 예를 들면 기타 연주를 여가활동으로 즐기는 사람은 코드나 박자 기호, 기타를 연주하는 여러 가지 방법들을 배울 필요가 있을 뿐만 아니라 화성도 배울 필요가 있다. 또한 게이트볼을 여가활동으로 즐기기 위해서는 기본 동작과 경기 규칙 방법 등을 배울 필요가 있다. 이러한 가운데에 자신이 창조적인 일들을 할 수 있는 것이다. 그러므로 노인 복지시설에서 운영하는 각종 여가활동에 대한 교육을 받는 것이 반드시 필요한 것이다. 그러한 배움을 통하여 창조적인 일을 하면 건전한 여가생활을 즐길 수 있기 때문이다.

3) 의미 부여하기

당신은 삶에서 어떠한 의미를 가지고 살아가는가?라고 묻는다면 우리는 명쾌하게 대답하기가 어려울 것이다. 그것은 삶의 의미라는 것이 그렇게 단순한 문제가 아니기 때문이다. 그렇지만 건전한 여가는 행동에 대한 의미 없이는 생길 수가 없다. 만약 당신이 행동이나 상황을 어떤 중요성이나 의미를 가지고 해석하지 않는다면 건전한 여가가 생길 수 없다. 예를 들어 권투는 어떤 사람에게는 단순하고 바보 같은 잔인한 행위일지 모르지만, 다른 사람에게는 부드러운 기술일지도 모른다. 그러므로 여가 활동에 참여하는 사람들은 자신의 행동에 대한 주관적인 의미를 부여하는 것이 필요하다. 예를 들어 노인정이나 복지관에서 노인 프로그램을 배우는 것에 대하여 그냥 가르쳐 주니까 배운다는 수동적인 생각보다는 나의 정신 건강과 여가 생활을 위하여 꼭 필요한 것이라는 긍정적인 의미를 부여함으로써 자신에게 건전한 여가 생활로 여길 수 있을 것이다.

4) 주는 것

건전한 여가는 여가활동으로부터 자기 자신에게 무엇인가 얻고 가지려고 하는 노력보다는 활동 그 자체를 즐기는 것을 포함한다. 즉 등산과 같은 활동을 통하여 자신에게 어떤 이익을 바라는 것보다는 등산과 같은 활동에 자신을 주는, 즉 자기가 좋아서 하는 것이 건전한 여가활동이라는 것이다. 이와 같이 주는 것은 믿음과 신뢰의 행동이라고 할 수 있다. 캠핑을 좋아하는 사람과 이야기해 본 적이 있는가? 그 사람은 그것이 할 보람이 있고 해볼 만한 가치가 있다는 것을 안다. 그러므로 캠핑을 가기 위한 결정은 다른 무엇을 포기해야 하고 무엇을 얻을 수 있는지와 같은 계산된 것이 아니라, 오히려 믿음에 바탕을 둔다. 그것은 하기 좋은 일이고, 할 보람이 있는 것이다. 그러므로 자신이 좋아하는 일은 가치 있고 보람 있다는 마음가짐으로 생활해야 한다.

5) 낙전수의로 사는 것

건강한 사람들은 대부분 낙천주의자이다. 그들은 자신이 하는 모든 일들이 다 잘 될 거라고 생각한다. 사람들이 건강에 대해 믿고 예상하는 것은 의사에 의한 객관적 판단보다 더 중요할지도 모른다. 나쁜 건강을 예상한 사람들은 정말 그렇게 된다. 이러한 예로 한 병원에서의 실험을 실시했는데, 환자에게 실제는 아무런 약도 투여하지 않았지만 의사가 아주 좋은 약을 처방했으니 당신은 금방 건강해질 것이라고 이

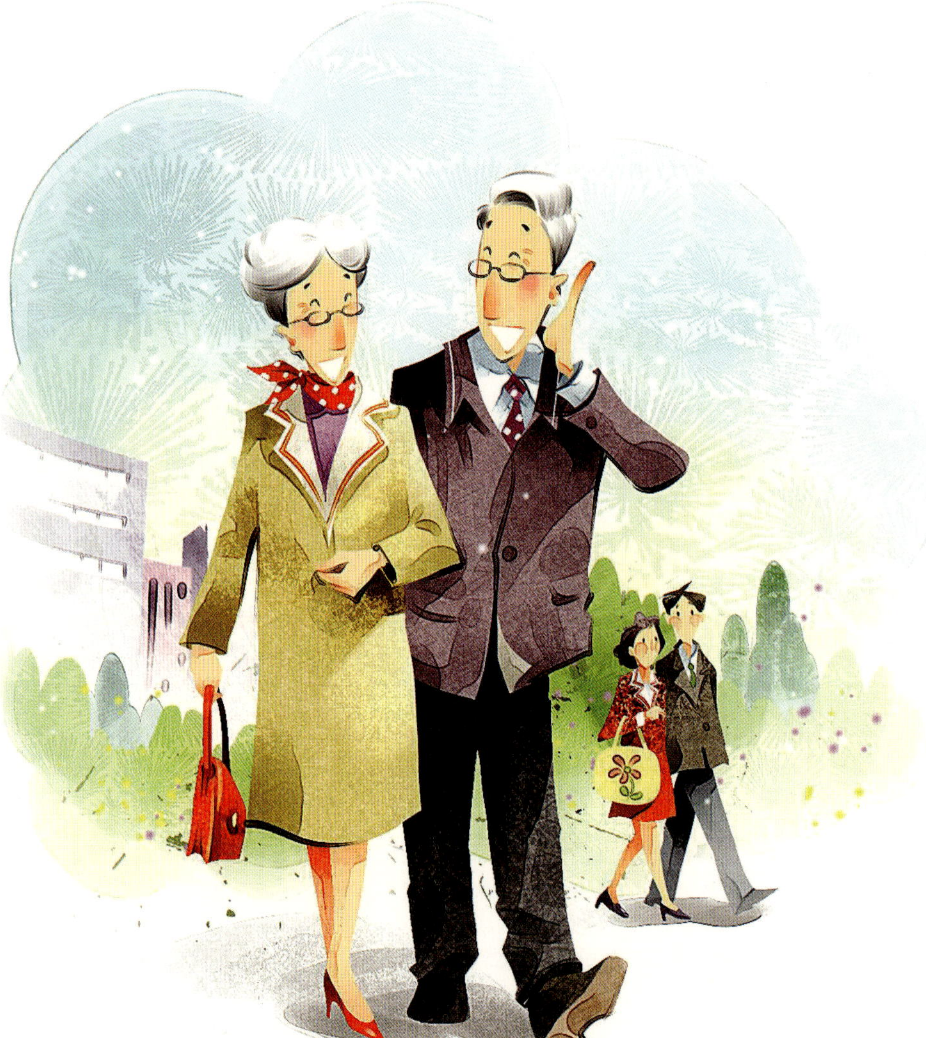

야기하자 환자의 마음은 건강해질 것이라는 희망으로 가득 찼고 그 결과 환자의 병은 호전될 수 있었다는 것이다. 낙천주의자가 되는 것은 그냥 되는 것이 아니다. 이러한 의식을 가지는 것도 나름대로 방법이 있는데 이는 항상 긍정적인 마음가짐과 나보다 못한 사람들을 생각하며 작은 것이라도 성공의 경험을 많이 가지는 것이다.

6) 유머감각

예전에 텔레비전 프로그램에서 '웃으면 복이와요'라는 것이 있었다. 이 말대로 유머는 건강에서 아주 중요하다. 건강한 사람들은 항상 마음에서 우러나는 웃음을 즐김으로써, 유머감각을 유지한다. 자기 삶에서 스스로 웃을 수 있는 능력은 확실히 건강이나 수명과 관계가 있다. 자신을 심각하게 생각하는 사람들은 좀처럼 웃지 않고, 그들 행동에서 유머를 볼 수 없다. 이러한 심각함은 아마 건강에 좋지 않을 것이다. 옛날에 "웃을 땐 세상이 너와 함께 웃을 것이고 울 땐 혼자 운다"라는 지혜로운 말도 있다.

7) 사회적 관계

사람이 얼마나 오랫동안 사는가에 대한 최고의 예측 기준은 사람들이 가지고 있는 친구들의 수 혹은 사람들이 가지고 있다고 생각하는 친구의 수다. 즉 친구의 수가 많을수록 수명이 길어진다는 것이다.

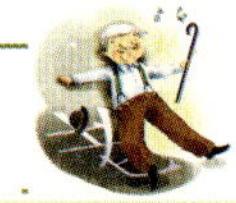

어떻게 하면 오래 살 수 있을까?
— 장수 비결에 관한 의견들

하버드대 의대의 하비 사이먼 교수가 남성의 장수비결을 제시하였다.

1. 담배와 불법 약품을 피하라.
2. 정기적으로 운동하라.
3. 잘 먹어라.
4. 하루에 한 번 이상의 음주를 자제하라.
5. 과도한 스트레스를 피하라.
6. 운전 시 좌석벨트를 꼭 매라.
7. 자외선과 화학 오염물질 등 환경 위험물질에 대한 노출을 피하라.
8. 성 접촉 질병을 예방하라.
9. 신체이상을 느낄 때에는 의사에게 알리고 적절한 예방조치를 받아라.
10. 저체중을 유지하라.

여러 연구 결과들을 종합한 장수 비결 15가지는 다음과 같다.

1. 8시간 이상 잠을 자지 마라.
2. 긍정적인 사고를 가져라.
3. 충분한 성 관계를 가져라.
4. 애완동물을 길러라.
5. 정기적으로 콜레스테롤 수치를 점검하라.
6. 경제적인 윤택함을 누려라.
7. 담배는 반드시 끊어라.
8. 감정 조절을 잘하라.

9. 비타민 같은 항산화제를 섭취하라.
10. 결혼을 잘하라.
11. 규칙적인 운동을 하라.
12. 자주 웃어라.
13. 체중 감량을 하라.
14. 스트레스를 조절하라.
15. 명상을 하라.

인간의 삶이 발전하면 할수록 우리를 보다 더 생산적이고 능률적이고 조직적으로 만들어 왔을지 모르나 반대로 자발성과 기쁨과 인간관계는 더욱더 어렵게 하고 있다. 외로움을 느끼게 되면 건강을 해칠 수 있다. 외로움 때문에 죽지는 않을 것이나 인간관계의 부족으로 인해 육체적으로 손상을 입을지도 모른다. 따라서 여가생활을 통하여 사회적인 관계를 형성하고 발전시켜 나가는 것이 매우 중요하다.

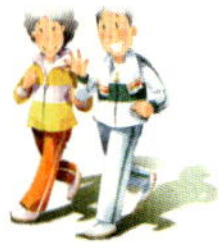

실천해야 할 일

1. 신체적 건강뿐만 아니라 정신적 · 사회적 건강을 지키는 방법을 익혀서 실생활에 적용하여 봅시다.

2. 건강한 여가생활을 즐기기 위한 7가지 방법을 익혀서 실생활 속에서 최대한 많은 것을 실천해 봅시다.

3. 자기의 여가생활에 대해 돌이켜보고 자기 자신이 가장 하고 싶은 것이 무엇인지를 나열한 후 구체적으로 실천해 봅시다.

4 노년기에 적합한 여가활동

노인들을 대상으로 하고 있는 체육대회, 바둑대회, 당구대회 등이 활발하게 열리고 있다. 이러한 대회의 개최는 자칫 '시간보내기'로 흘러갈 수 있던 노인들의 여가활동을 노인들에게 대회참가라는 구체적인 목표를 설정하고 동기를 부여하여, 그 목표를 위한 연습을 통해서 개인의 발전과 동료 간의 우의를 나질 수 있는 좋은 기회가 되도록 하고 있다. 또한 컴퓨터, 또는 외국어 학습과 같은 전문지식의 습득을 통한 자격증의 취득으로 여가시간도 선용하고 개인의 역량을 높이는 두 가지 효과를 얻고 있는 노인들도 늘어나고 있다. 이 외에도 각 지역 노인시설을 중심으로 봉사활동 동아리, 풍물 동아리, 난타 동아리, IT 봉사단 등 동아리 활동이 활성화되어 봉사활동과 공연활동으로 뜻 깊은 여가를 보내기도 한다. 과거 노년기의 여가는 정적이고 체계적이지 못했다면 현재 노년기의 여가는 명확한 목표와 의미를 추구하여 노년기를 더욱 활기차고 보람차게 보낼 수 있도록 변화하고 있다. 그럼 노년기에 보낼 수 있는 여가의 종류와 특징에 대하여 알아보자.

1. 노년기 여가의 분류

여러분들은 어떤 여가활동을 주로 하고 있는가? 이 절에서는 노년기에 신체적, 정신적 그리고 심리적 특성에 맞는 여가에 대하여 알아보기로 한다.

노년기의 여가는 그 목적과 형태에 따라 분류할 수 있다. 특히 분류를 하는 목적과 그 쓰임에 따라서 다양한 형태가 있는데, 우리 일상에서 가장 많이 접할 수 있는 활동을 우리 현실에 맞게 구분해 보면 다음과 같이 분류할 수 있다.

첫째, 신체의 움직임이 많은 활동이다. 스포츠 활동이 대표적인 예로, 단순히 신체의 건강을 위하여 하는 스포츠 활동이 아닌 스포츠를 통해서 자아를 실현하고, 자신감을 유지하며, 사회성을 유지하는 데 스포츠 활동은 큰 역할을 할 수 있다.

둘째, 학습과 관련된 활동이다. 현재 많은 대학교에는 평생교육원이 설치되어 있고, 구청이나 노인 복지관에도 노인들을 대상으로 컴퓨터, 어학, 학교 정규과정 등의 프로그램이 진행되고 있다. 이러한 활동들은 개인의 지적인 욕구를 충족시킬 뿐만 아니라, 노인들의 취업 문제를 해결할 수 있도록 큰 도움을 줄 수 있다.

읽을거리

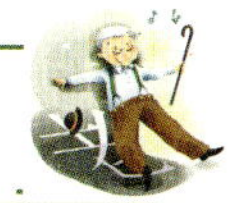

2006년 전국노인복지관 어르신탁구대회

전국의 60세 이상 노인들이 참가하는 KT&G 복지재단 이사장배 '제3회 전국노인복지관 어르신탁구대회' 가 장충체육관에서 8일 펼쳐졌다. KT&G 복지재단과 한국노인종합복지관협회 주최로 실시된 이번 대회는 사회로부터 소외된 복지관 노인들의 건강증진과 여가생활 보급을 목적으로 지난해부터 시작되어 올해 3회째를 맞았다.

전국 66개 복지관에서 선수단 560여 명 등 모두 2,700여 명이 참가한 이번 대회는 조별 예선리그 경기 후 예선리그 1위와 2위 팀이 본선 토너먼트로 진출하는 방식으로 진행됐다. 대구, 부산, 전북, 경남, 광주 등 지방에서 참석한 선수들은 대회 하루 전날 여의도 선착장에 집결, 유람선 관광에 나서기도 했다. 대회에는 서울노인복지센터 소속 85세의 최고령 노인이 경기에 참가하여 이목을 끌었으며, 김택수 감독과 오상은 선수의 시범경기가 펼쳐지기도 했다.

결승에서는 충북 충주시 노인복지회관과 고양시 일산노인종합복지관이 경합을 벌여 일산노인복지관이 승리, 상금 30만 원과 상패, 선수메달 등이 수여됐다. 한국노인종합복지관협회 서경석 회장은 "이제 운동은 젊은이들의 전유물이 아니며 늙어서도 젊은이 못지않게 활동적으로 운동대회에 참여할 수 있고 활기차게 노후를 보낼 수 있는 건강이 있다"며 "건강을 위해 노인복지관에서 탁구를 배우는 노인들이 많은데 이러한 노인들을 대상으로 전국대회를 개최함으로써 건전한 노인문화를 정착하고자 한다"고 말했다.

[복지뉴스 2006. 6. 8]

셋째, 문화 활동으로 휴식이나 오락 활동을 의미한다. TV보기나 라디오 청취, 영화감상 등이 이에 해당된다. 현재 우리나라 노인이 가장 많이 즐기는 여가활동이다.

넷째, 종교 및 단체 활동으로 교회에 다니거나 동아리 활동이 이에 해당된다. 이런 활동을 통하여 심리적인 안정과 노인 문화 형성에 기여할 수 있다. 특히 봉사를 하는 동아리 활동이 활성화되는 추세로 노인들이 사회에 기여할 수 있는 기회가 늘어나고 있다.

다섯째, 가족 중심적 활동이다. 우리나라의 전통적인 가족 형태가 대가족 중심에서 핵가족 중심으로 많이 변화하였지만, 아직 다른 나라

표 4-1 활동유형별 노년기 여가의 종류

활동	종류
휴양활동	휴식, 낮잠, 대화, 삼림욕, 여행, 취침, 요리, 다도
사교활동	여행, 야유회, 소풍, 친목회, 친지방문
봉사활동	보육원 방문, 양로원 방문, 재활원 방문, 복지관 방문
오락활동	게임, TV시청, 영화 관람, 놀이공원 방문
교양, 문화활동	연극/영화 관람, 미술작품 전시장 관람, 음악 감상, 악기연주, 공작, 수예, 서예, 식물 가꾸기, 독서, 글쓰기, 사진 찍기
스포츠, 신체활동	골프, 테니스, 탁구, 다트, 댄스 스포츠, 게이트 볼, 낚시, 조깅, 수영, 산책, 자전거 타기, 등산, 달리기, 줄넘기, 요가, 체조
관광활동	박물관 견학, 고적 및 유적지 방문, 여행, 현장 체험 학습, 야유회

와 비교하여 노인들이 가족을 위해서 하는 활동이 많은 편이다. 특히 손주 양육이나, 맞벌이 부부를 위한 집안일 등이 대표적인 활동이다.

그 외 다른 형태의 분류로는 표 4-1과 같이 구분할 수 있다.

2. 노년기 여가 선택시 고려할 점

여가활동은 인생단계에 따른 특유의 사회적 · 경제적 · 물질적 환경 등에 의해 영향을 받는다. 여가활동과 관련한 여가활동의 선택 및 참여도는 사회 인구학적 여러 요인들에 따라 변화될 수 있다.

노년기의 여가활동에 영향을 미치는 요인으로 연령, 성별, 용돈, 종교, 배우자의 유무, 가족동거형태, 학력, 생활수준, 건강상태, 외출 빈도 등을 들고 있다. 그럼 노년기에 여가를 선택할 때 어떤 점들을 고려해야 하는가?

1) 여가활동 기준을 설정을 한다.

- 자신이 흥미를 가지고 할 수 있는 활동인가?
- 자신의 적성에 맞는 활동인가?
- 자신의 나이와 신체적 요건에 맞는 활동인가?
- 활동이 이루어지는 장소와 위치가 어디인가?
- 주어진 시간 내에 실행할 수 있는 활동인가?

- 혼자서 하는 활동인가? 여러 명이 어울려 할 수 있는 활동인가?
- 활동에 필요한 준비물은 갖추고 있는가?
- 비용은 어느 정도인가?
- 계절에 적합한 활동인가?

2) 시간에 적합하게 계획을 세운다.

- 계절에 적합한 여가활동 계획하기
  - 봄: 재배활동(화초재배, 원예, 꽃꽂이 등), 산보, 실외활동 등
  - 여름: 수영, 캠핑, 해수욕, 물에서 하는 활동 등
  - 가을: 등산, 낙엽 모으기, 열매따기, 야외활동 등
  - 겨울: 장기, 바둑, 연날리기, 얼음낚시, 실내활동 등

- 시간대에 적절한 여가활동 계획하기
  - 하루 종일 이루어지는 여가활동: 피크닉, 등산 등
  - 낮에 이루어지는 여가활동: 수영, 실외 놀이 활동, 사진촬영, 각종 스포츠 활동 등
  - 저녁때 이루어지는 여가활동: TV보기, 노래방, 영화감상활동 등

- 시간에 적절한 여가활동 계획하기
  - 장기간 시간이 요구되는 활동: 수집활동, 애완동물 기르기, 화

초 가꾸기, 학습 활동, 봉사활동, 동아리 활동 등

- 2~3일 시간이 요구되는 활동: 캠프, 여행, 친지 방문 등
- 잠깐 틈을 내어 할 수 있는 활동: 건강 체조, 독서 등

3. 노년기에 적합한 여가활동

1) 스포츠 활동

중년기 이후에는 대근군(근육의 일종)을 사용하면서 폭발적인 파워나 근력을 필요로 하지 않고 섬세한 기술과 시합의 조합, 전술 등으로 두뇌를 사용하는 스포츠가 적합하다. 그리고 신체기능의 노화예방을 위해서는 다리와 허리를 사용하면서 손이나 손가락으로 미세한 조작과 전술을 구사하고, 동료와 이야기를 즐겁게 나누면서 할 수 있는 스포츠가 효과적이다.

(1) 게이트볼

운동량이 많지 않고 과격하지 않아 노년의 건강유지에 적합한 스포츠이다. 효과적으로 점수를 얻기 위해 작전을 잘 짜야 하므로 두뇌훈련을 돕고 스트레스가 해소돼 노이로제 예방에 유익하며 경기 중 계속 걷고 허리를 굽혀 공을 때려야 하기 때문에 요통이나 어깨 결림, 소화

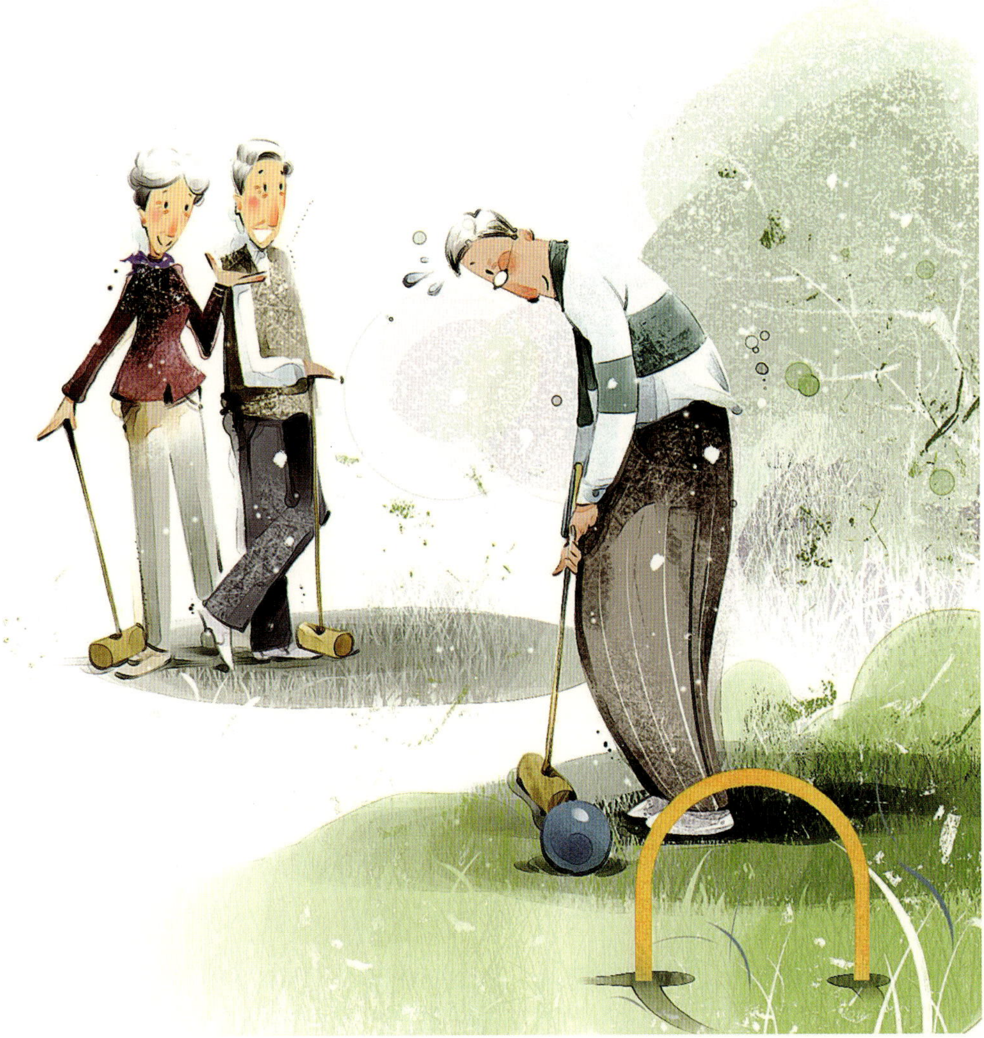

장애, 변비 등 각종 노인성 질환의 예방에도 효과가 높다.

(2) 골프

대중적인 노인 스포츠라 하기엔 경제적 부담이 큰 건 사실이나 최근에는 관련 시설의 증가로 소요 경비가 줄어들면서 골프를 즐기는 인구가 늘어나고 있다.

골프의 즐거움은 무엇보다 맑은 공기와 자연 그대로의 상쾌함을 느낄 수 있다는 데 있다. 노인들에게 산책은 가장 권할 만한 운동인데 골프야말로 적절한 운동과 쾌감을 줄 수 있는 실버 스포츠라 할 만하다.

(3) 수영

수영은 회복기 환자의 정상활동에 도움을 주며 몸에 상해의 위험이 적고 과격하거나 신체적인 접촉이 적기 때문에 남녀노소 누구에게나 권장할 만한 종목이다.

수영은 스스로 이해하고 터득해야 하는 종목이기 때문에 운동을 통해 인내심과 집중력을 향상시킬 수 있다. 수영이 신체에 도움을 준다는 것은 우리 몸의 대근육근을 이용한 신체의 각 부위를 골고루 발달시킬 수 있는 전신운동일 뿐만 아니라 물리적인 효과 때문이며 특히 심폐기능을 향상시키고 몸의 유연성을 기르는 데 적당한 운동으로 단계적인 지도를 받게 되면 어떤 운동보다도 체력증강에 도움을 준다.

(4) 사교댄스/에어로빅

음악에 맞춰 몸을 흔들다 보면 병들었던 마음도 자연히 치유되며 특히 파트너에 대한 에어로빅 예의와 사교성이 자연스레 몸에 배어 원만한 사회생활과 인격완성에도 도움이 된다.

움직임이 많아 지루함과 고통을 감소시키고, 정신적인 긴장이 해소가 되어 움직임을 통한 자신의 표현과 감정적인 풍부함을 가질 수 있다. 댄스스포츠는 볼룸댄스, 사교춤, 스포츠댄스 등으로 불리던 것으로 체지방을 산화시키는 유산소 운동으로서 골다공증, 당뇨병, 고혈압, 신경성 질환 등의 성인병 치료는 물론 비만예방, 신체균형, 심신의 조화까지 그 운동효과 또한 만만치 않다.

(5) 배드민턴

스피드와 다이나믹함을 고루 갖춘 배드민턴은 생각보다 훨씬 격렬한 스포츠이며 운동량도 많다. 하얀 깃털 공을 쫓다 보면 어느새 심폐기능이 강화되고 폐활량도 늘어난다. 고혈압, 당뇨병 등 성인병의 예방과 치료에도 탁월한 효과가 있는 건강스포츠 중의 하나이다.

(6) 당구

모두 고도의 집중력과 예측력이 필요하고 유연하면서도 순간적인 파워를 요구한다. 움직이는 거리도 시간당 약 3km 이상을 걷기 때문에 충분한 운동이 되는 셈이다. 따라서 많은 운동을 할 수 없는 노인들에게는 더없이 좋은 운동이 될 수 있다. 또 계속 걸으면서 이뤄지기 때문에 정신집중이 필요해 노인들에게는 치매예방에 탁월한 효과가 있다. 무리한 힘을 가하지 않고도 스트레스를 풀면서 적은 비용으로 다리 운동과 허리 군살 제거는 물론 정신적으로 가장 쾌적한 상태를 만들 수 있는 장점 또한 갖고 있다. 당구에서 제일 중요한 것은 공에 대한 집중력이다. 상황에 맞는 공략법을 끊임없이 생각해야 한다. 공이 놓인 상태에 따라서 몸의 운용과 큐의 사용 방법이 달라진다. 고급 기술을 구사해야 하는 4구가 어렵다면 좌우 당점(撞點)만 잘 지정하면 배우기가 쉬운 포켓볼을 해도 좋다. 누구나 1년이면 중급의 수준에 올라갈 수 있어 노인들 중에는 당구보다 포켓볼을 더 선호하는 사람이 많기도 하다. 자신의 몸무게와 키에 맞는 큐대를 선택해 기초 자세부터 한 단계씩 차근차근 배워나가는 것이 중요하고, 인근 노인복지회관 등 포켓볼 테이블이 설치된 곳에서 즐길 수 있다.

(7) 탁구

탁구는 남녀노소 구별 없이 즐길 수 있는 스포츠다. 운동 자체가 과격하지 않으면서도 운동량이 많으며 계절에 구애받지 않고 즐길 수 있다는 장점이 있다.

노인들은 처음부터 탁구의 정확한 기본기와 폼을 배우기 어려우므로 초기에는 서브, 스매시, 리시브 등의 기초 기본기술을 완숙하게 구사하도록 노력하는 것이 바람직하다. 운동 전에는 반드시 충분한 준비운동을 한다. 가벼운 맨손체조를 실시한 다음 목, 어깨, 팔, 손, 허리, 무릎, 다리, 발목 등의 순서로 정적인 스트레칭을 실시한다. 특별한 복장이 필요하지 않지만 반드시 운동화를 착용한다. 부상을 예방하기 위해 경기 전후에 충분한 준비운동, 정리운동이 필요하다. 운동 시 바른 자세의 습득과 정확하고 안정된 기술 구사가 이뤄지도록 하는 것이 최상의 방법이다. 자신의 체력수준에 맞는 적절한 운동으로 점진적인 체력향상을 꾀하는 것이 건강과 체력향상에 효과적이다.

2) 취미 및 교양활동

(1) 등산

등산은 남녀노소 누구나 모두가 즐길 수 있다는 점에서 평생 스포츠라 할 수 있다. 그런 의미에서 바쁜 사회생활에 쫓겨 등산을 할 여가가 없었던 젊은 시절보다 시간적 여유를 갖고 느긋하게 산행을 할 수 있는 노년의 등산은 육체적 · 정신적인 면에서 건강한 생활을 하는 데 큰 도움이 될 수 있다. 노인의 경우, 정상에 오른다는 부담감보다는 자연을 느낀다는 마음의 여유를 갖고 산행을 즐기는 것이 좋다. 여유롭게 산행을 하면 이제까지 볼 수 없었던 새로운 것을 발견하게 된다. 그동안 무심코 지나쳤던 멋진 풍경 등 서둘러 올라갈 때는 결코 맛볼 수 없

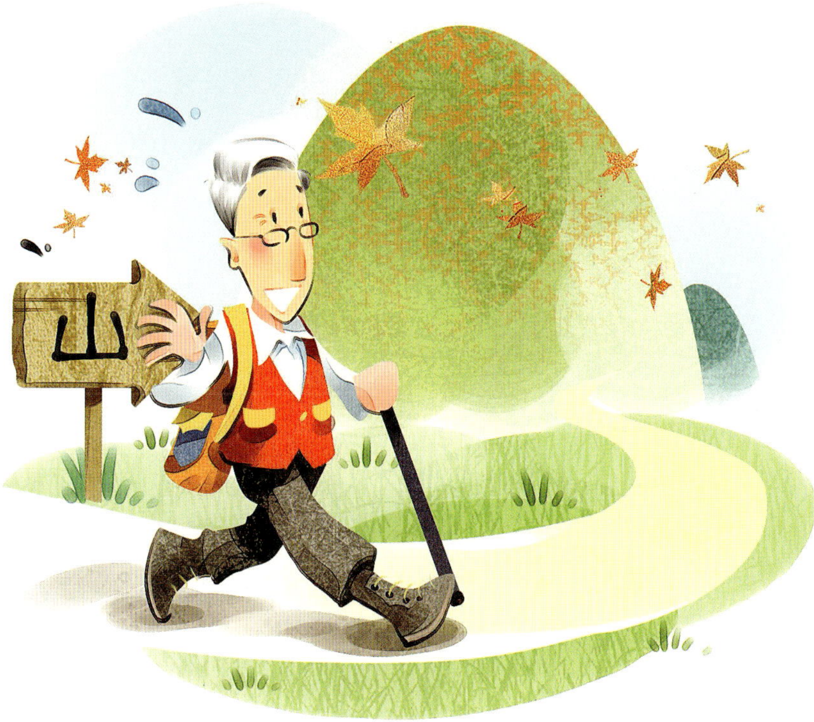

었던 새로움이 있다.

산을 즐길 수 있는 방법은 다양하다. 예를 들어, 마치 전문가처럼 자신이 걸어온 골짜기나 산능성이, 산길을 지도에 표시하면서 나만의 지도를 만들어 보는 것도 좋은 방법이다. 또는 자연 풍경이나 식물 등을 그림으로 그리거나 혹은 사진을 찍어 자신만의 추억모음집을 만들어 본다. 이렇게 무언가 새로운 시각으로 산을 바라보면 저절로 여유로운 리듬이 생기므로 이상적인 등산이 될 수 있을 것이다. 단, 노년기에는 체력이 약화되는 것이 당연하므로 평소 조깅이나 걷기 등의 운동으로 체력을 단련시킨다면 더욱 상쾌한 산행을 즐길 수 있다. 그리고 심혈관 질환 즉, 동맥경화에 의한 심근경색증, 협심증 등의 심장질환과 뇌

졸증 증세, 말초혈관질환 등과 고혈압, 당뇨병 등을 앓고 있는 사람은 병세가 악화될 수 있으므로 각별히 주의해야 한다. 그리고 젊은 사람들에게 경쟁심을 가지고 무리하게 등산하는 것도 삼가하고 자신의 체력에 맞게 해야 할 것이다.

(2) 낚시

장마로 저수지에 수위가 증가하면 물이 뒤집혀 부연 빛을 띠게 되고 낚시하기 알맞은 철이 된다. 6월 정도면 중부지방을 빼고 거의 산란이 끝나고, 낚시하기에 알맞은 기온 때문에 물가마다 밤을 밝히는 조명등들이 휘황찬란해진다. 낚시는 생활수단을 목적으로 하는 경우와 취미, 즉 레저 스포츠로 즐기는 경우 등이 있다. 레저 스포츠로서의 낚시는 복잡한 도시생활에서 벗어나 호수, 강, 바다 등에서 즐기는 취미활동으로 생활수준이 향상되면서 참여인구도 크게 증가하고 있다. 낚시는 남녀노소 누구나 즐길 수 있는 정적인 야외활동이다.

예로부터 '명상하는 사람의 레크리에이션' 또는 '기다리는 예술'이라 하며, "호연지기를 길러 내일의 활력소를 만든다"라고 했다. 그만큼 잡념을 버리고 정신을 수양할 수 있도록 해주며, 정신적 안정과 함께 심신의 피로를 해소하는 데 도움을 준다. 낚시는 맑은 자연 속에서 심신을 정화하는 작업이므로, 낚시터에서는 다른 사람에게 피해가 가지 않도록 세심히 배려하는 것이 무엇보다 중요하다. 낚시를 하면서 큰 소리를 내거나, 다른 사람의 자리에서 잘 잡힌다고 바싹 거리를 좁

히는 행위 등은 삼가야 한다. 물속으로 들어가서도 안 되고 오물을 그대로 두고 가서 낚시터를 오염시켜서도 안 된다. 그리고 어족보호차원에서 약 6cm 이하의 새끼는 살려주어야 한다. 산란기와 같이 법으로 포획이 금지된 기간에는 낚시를 하지 말아야 한다.

(3) 바둑

바둑의 최대 장점 중 하나는 누구든지 실력에 맞게 즐기면서 나름대로 즐거움과 교훈을 얻을 수 있다는 점이다. 실력에 맞게 수준을 조정할 수 있는 체계가 어느 분야보다도 세밀하게 이뤄져 있기 때문이다. 또 바둑은 활발한 두뇌활동을 요하는 경기이므로, 힘든 일상생활로 인해 딱딱하게 굳어진 두뇌를 원활하게 풀어주는 데 탁월한 효과가 있다는 것이 정신의학자들의 한결같은 말이다. '바둑이 스트레스 해소와 정신건강에 좋다' 는 것이 의학계를 통해 자주 제시되면서, 치매예방을 위해 바둑을 배우는 사람도 늘고 있나.

(4) 퀼트

'퀼트(Quilt)' 란 '누비는 작업' 을 뜻한다. 천과 천 사이에 천이나 양모, 솜 등을 넣어서 바느질하여 누비는 작업이다. 선사시대부터 존재했는데, 처음에는 실용성 위주로 발전했으나 점점 미적인 측면이 강조되면서 생활에 필요한 '생활 퀼트' 와 창작과 작품 세계로 이어지는

'아트 퀼트' 로 나눠졌다. 현재 '퀼트' 는 미국을 중심으로 활발하게 발달하고 있다. 처음 미국의 '퀼트' 는 추위를 피하기 위해 조그만 천들을 모아 이어 붙이고 두텁게 속감을 넣어 누빈 옷, 이불, 매트, 벽걸이, 가리개 등 생활에 필요한 필수품으로 생겨나 어려운 생활을 대변해 왔다.

시대가 흐르면서 18세기 말에는 산업혁명으로 면 산업이 크게 부흥했다. 다양한 천들이 대량으로 직조되고 프린트되어 여러 원단들을 손쉽게 구할 수 있었으므로 천을 조각내서 패턴을 만들거나 디자인 된 천을 사용하는 등 새로운 작업을 도입했다. 이 시기부터 미국의 모든 가정은 '퀼트' 작업을 했다고 할 정도로 '퀼트' 는 미국 생활문화에 큰 영향을 끼치며 현재까지 이어져 오고 있다. '퀼트' 는 TV를 보거나 노래를 들으면서도 작업이 가능하고, 조용한 공간에서 하는 작업은 정신 집중과 마음의 평온을 가져다주기 때문에 노인들의 정신 건강에도 도움이 된다.

한 땀 한 땀 손바느질을 하기 때문에 상당한 시간과 노력이 필요하지만, 작품이 완성되었을 때는 뿌듯함이 더할 나위 없고, 직접 만든 작품을 갖고 다니거나 생활에 사용하는 재미도 쏠쏠하다.

(5) 다도

다도는 차(茶)를 마시는 일과 관련된 여러 가지 다사(茶事)를 통해 심신을 수련하는 것을 말한다. 차는 처음에는 음료수나 약으로 사용했지만 점차 기호 식품화되면서 취미생활과 연결되었고, 다시 일상생활의 도를 끽다(喫茶: 차를 마심)와 관련지어 다도로까지 발전하게 되었다.

차는 자체적으로 지니고 있는 성분이 건강 증진에 좋은 영향을 끼칠 뿐 아니라 인간의 정서와 이성을 본연으로 잡아주는 역할까지 해 주므로 육체적인 면과 정신적인 면으로 인간을 건강하게 해 주는 이로운 음료다. 특히 심신의 피로회복과 살균, 방부, 항충치, 항바이러스 효과 등이 있어 노인 건강에도 매우 좋다.

본래 다도는 정성스럽게 잘 만들어진 차로 좋은 물을 얻어 알맞게 우러나게 해야 하며, 다도를 관통하는 정신을 다도정신이라 하여 다실의 분위기, 다구의 아름다움, 차의 성품, 차를 끓이는 여러 가지 일 등 그 절차가 복잡하다. 하지만 차의 맛은 개인의 기호에 따라 다르고, 차를 우려내는 과정에서도 달라지며 비싼 것이라고 해서 꼭 그 맛이 좋다고 할 수도 없다. 따라서 노인분들이 가까운 이웃과 함께 차를 만들어 마시며 세상사는 이야기를 나누는 것도 훌륭한 다도라고 할 수 있다.

한편 가까운 노인종합복지관에서 무료 다도교실을 운영하고 있는 곳도 있으니 알아보는 것도 좋은 방법이다.

(6) 서예

3천 년이라는 오랜 역사를 가진 문자를 소재로 마음을 담아 아름답게 써 내는 시각예술, 그것이 바로 '서예'이다. 옛날과 다르게 요즘에는 글씨를 잘 쓰기 위해서나, 인격수양을 위해서 서예를 배우는 사람들이 늘고 있다. 특히 '문방사우(붓, 먹, 벼루, 종이)' 만 있으면 배울 수 있어 더욱 많은 사람들에게 각광받고 있다. '서예' 가 인격수양에 좋다는 것은 잘 알려진 사실이다. 정신을 집중하고 차분하게 글자를 써야 하기 때문에 자연스럽게 침착성과 인내심 그리고 강인함과 집중력을 기르는 데 도움을 준다. 이는 건강생활에도 유익하기 때문에 노인들에게 더없이 좋은 여가선용 방법이다.

우리들은 날마다 글자에 둘러싸여서 생활하고 있다. 문자를 쓰지 않더라도 신문, TV, 거리의 간판, 문패 등 문자들이 자연히 눈에 보인다. 이렇게 흔한 문자가 무슨 매력을 갖고 있을까라고 생각할 수도 있다. 하지만 '서예' 는 조형과 선의 아름다움, 구성미와 여백미, 먹과 한지 등에서 느껴지는 고풍스러움 등 다양한 매력을 담고 있다. 서예 공부의 성공은 흥미와 밀접한 관련을 갖고 있다.

계속적인 흥미를 갖기 위해 서예에 관한 전시회를 관람하거나 강좌를 수강한다. 기초실력이 탄탄하게 다져진 동호회에 가입, 다른 사람들과 정보를 교환하며 절차탁마하는 것 또한 꾸준히 서예를 지속할 수 있는 좋은 방법이다.

3) 오락활동

(1) 음악 및 노래교실

노래를 부르는 것은 인간이 할 수 있는 가장 즐거운 일 중에 하나이

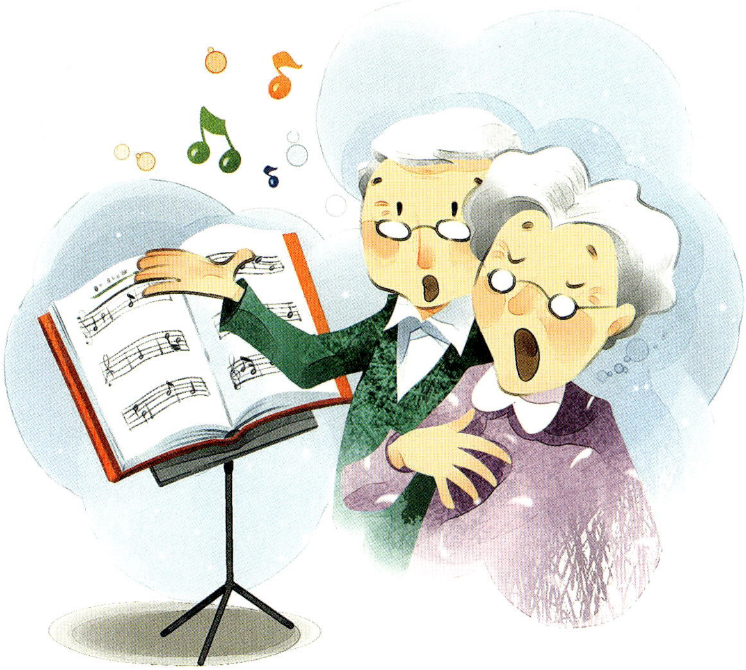

다. 노래를 통해서 자신의 감정을 표현하므로 본인의 존재감을 확인할 수 있고, 또한 합창이나 합주를 통해서 사회성을 고취할 수 있다. 특히 노인들에게는 노래를 부름으로 심폐기능의 저하를 방지할 수 있고, 노래 가사나 악보를 기억함으로 치매예방에도 도움을 준다. 더불어 노래를 부르면서 하는 율동과 악기의 연주는 체력과 본인 신체에 대한 인지력을 향상시켜 준다.

현재 각 노인복지회관과 구청 등에서 민요 부르기, 사물놀이, 트로트교실, 노인 중창단, 난타 동아리 등 노래 및 음악 교실이 활발하게 진행되고 있고, 노인을 대상으로 한 노래자랑도 개최되고 있다.

웹버족(Webver)을 아십니까?

최근 인터넷을 자유자재로 하면서 개인 블로그 및 홈페이지 운영은 물론, 인터넷 쇼핑 게임, 전자상거래, 학위취득까지 하고 있는 시니어 세대들이 늘어나고 있다. 일명 디지털 시니어, 웹버족이 인터넷을 장악하고 있다. 웹버(Webver)족이란 인터넷을 뜻하는 '웹(web)' 과 노인세대를 지칭하는 '실버(silver)족' 을 합친 신조어로 인터넷상의 다양한 영역에서 적극적인 활동을 펼치는 어르신들을 뜻한다.

본인들을 웹버족, 노인 IT전도사라고 불러 달라는 변 할아버지(66)와 황 할머니(67). 자녀들의 해외 거주로 서로의 소식을 전하기 위해 시작한 이메일과 인터넷이 지금은 메신저를 이용하여 화상대화를 나누고 손녀의 동영상과 사진을 편집해서 주변 친지들에게 보여줄 정도로 실력이 향상되었다. "예전에는 외국에 나가 있는 아들과 며느리에게 편지를 보내고 전화하는 일이 참 번거로웠는데, 인터넷 덕분에 얼마나 편한지 몰라. 손녀가 커가는 모습을 화상대화와 동영상으로 매일 보다 보니, 꼭 아들 내외가 한국에 있는 것 같아."

처음에는 단순히 외국에 있는 자녀들과 소식을 전하기 위해서 한국에 있는 자녀들이나 손자들이 인터넷을 할 때, 곁눈질로 배우기 시작한 인터넷을 집근처에 있는 노인 복지관에서 체계적으로 강의를 통해 듣게 되면서 서서히 인터넷 삼매경에 빠지게 됐다. "처음에는 이메일 하나 보내는 것도 아주 힘들었어. 강의를 시작하면서 같은 반에 있는 동료들과 서로의 홈페이지를 방문하고, 새해에는 전자 연하장을 나누면서 몸이 편치 않은 노인들에게 집에서 컴퓨터 하나 가지고 서로의 소식을 나눌 수 있다는 것이 너무 좋았어. 멀리 떨어져 있는 친구들도 빨리 인터넷을 배워서 꼭 만나거나 전화를 하지 않아도 서로의 소식을 알게 되면 좋겠어."

이들이 가장 안타까워하는 것은 많은 노인들이 인터넷을 시작도 하기 전에 배우는 것을 두려워하고 부정적으로 생각한다는 점이다. "인터넷이 이렇게 좋은 것을 모르는 노인들이 많아. 특히 '이 나이에 배워서 뭐해' 하고 생각하는 태도가 제일 문제야" 컴퓨터가 처음에는 생소하지만, 컴퓨터를 켜는 것에서 시작하여 자판을 외우고 타자 연습을 하면서 차근차근 배워가다 보니 어느새 인터넷은 삶의 일부가 되어 있다는 것이 변 할아버지의 말이다.

변 할아버지와 황 할머니는 아직 인터넷 사용을 힘들어하는 노인들에게 다음과 같은 당부를 잊지 않는다. "새로운 것을 배운다고 생각하면 시작이 힘들어. 인터넷을 통해서 많은 사람들과 교류하고, 정보를 얻는다고 생각하면 더 쉽게 인터넷을 즐길 수 있어. 한꺼번에 배우려고 하지 말고, 자판 연습, 마우스 클릭처럼 기초부터 연습하면 금방 배울 수 있어. 특히 젊은 세대와 같이 느끼고, 보고, 간다고 생각하니 살맛이 나더라. 더구나 세상은 끊임없이 변하는데 노인들도 따라가야 할 것 아닌가."

(2) 인터넷과 게임

인터넷이 발달하면서 정보의 흐름이 과거 신문, 방송에 집중되었던 것이 이제는 인터넷이라는 새로운 매체로 옮겨가고 있다. 이러한 흐름에 발맞춰 이제는 노인들도 인터넷을 이용한 정보의 획득이나 메신저나 이메일을 이용한 사교활동, 개인 홈페이지나 블로그를 이용한 자신의 표현, 게임을 이용한 여가 선용 등이 보편화되고 있다. 이러한 노인들의 인터넷 사용은 노인들에게 노인복지 서비스에 대한 접근성이 강화되고, 소외감과 고독감의 해소, 노인의 취업과 자원봉사의 활성화와 같은 효과를 나타내고 있다. 또한 인터넷을 이용한 게임은 노인 치매 예방에 도움을 줄 수 있다.

사회적으로는 노인들 간의 의사소통의 새로운 방법으로 자리 잡으면서 '신노인 문화' 형성에 기여하고, 노인들의 사회적 참여를 높여주어 노인의 사회적 발언권 강화와 존재감에 무게를 실어주고 있다.

4) 자원봉사활동

노인의 봉사활동 참여는 노인들 자신이 봉사활동의 수혜자에서 이제는 봉사활동의 주체로 나선다는 점에서 큰 의미를 갖는다. 타인에게 봉사하며 여가를 즐기는 것은 축적된 인생경험을 살리고 사회적 위치도 재확인할 수 있게 해준다. 그리고 노인에게는 삶의 의미를 가져다주고 창조적으로 성취하는 삶을 유지한다는 점에서 자긍심을 갖게 해준다.

봉사활동에 참여한 노인 본인은 사회봉사활동을 하면서 해당 업무에 대하여 사회교육적인 측면에서 재교육을 받고, 동료 자원봉사자들이나 이웃과 유대관계를 형성함으로써 노인의 고독문제를 해결할 수 있다. 또한 다양한 경험을 통해 변화하는 사회를 직접 체험함으로써 포용력을 키우고 젊은 세대를 보다 잘 이해하게 되어 세대 간의 갈등을 줄여나갈 수 있다. 사회적으로는 노인의 지위향상과 노화에 대한 사회적 인식의 확산을 기대할 수 있다.

현재 종교단체나 사회지역 단체, 노인대학을 중심으로 한 많은 봉사활동 동아리가 활동 중이다.

5) 학습활동

노인의 학습활동에 대하여 일반적으로 '오락적 활동'으로 보는 시각이 아직 일반적이다. 학습활동으로 교육적인 가치를 생각하기보다는 아직 시간을 때우기 위한 방편으로 생각하는 경향이 있다. 하지만 노인의 학습활동은 단순히 여가시간을 보내는 이상의 의미가 있다. 노인의 학습활동은 노인들로 하여금 새로운 사회변화에 적응할 수 있도록 돕고, 그들이 사회 속에서 효율적으로 기능하고 적응하기 위하여 요구되는 지식이나 정보 혹은 기능을 습득할 수 있는 통로와 방법을 제공해 주며, 사회나 젊은 세대들을 포함한 다른 사람들과 효율적으로 의사소통하고 관계맺을 수 있는 수단을 마련해 준다. 이는 노년기가 단순히 현상의 유지와 순응 그리고 상실의 방시를 과업으로 하는 시기가 아니라, 계속적인 발달과 적극적인 대응 그리고 새로운 학습을 필요로 하는 시기라는 사실을 인정해야 함을 의미한다. 그럼 이러한 노년기에 학습활동을 선택을 할 때 어떤 점을 고려해야 할까?

제일 먼저 본인의 흥미를 가지고 있는 분야를 선택해야 한다. 본인이 직업으로 해왔던 일이지만 더욱 학문적으로 배우고 싶었던 분야나 젊은 시절부터 관심을 가지고 배우고 싶었던 것들과 같이 제일 친숙한 분야를 선택하는 것이 좋다.

둘째, 본인의 신체적 · 지적 능력에 맞는 분야를 선택해야 한다. 적절한 난이도의 분야의 선택은 학습활동의 지속성과 개인 성취감에 큰 영향을 준다.

셋째, 실제로 생활에 도움을 주는 분야를 선택한다. 학습활동을 통해 친구도 사귀고, 건강이 증진되며, 기술의 습득으로 용돈도 벌고, 시사문제에 밝아서 자녀들과 대화를 나눌 수 있는 분야 등의 실용적인 분야가 좋다.

넷째, 주변 환경을 충분히 고려하여 선택을 해야 한다. 특히 학습활동은 어디서, 누구에게, 어떻게 배우느냐가 중요하다. 주변에 있는 시설과 그 프로그램을 충분히 파악하고, 위치와 비용, 강사의 질 등을 고려하여 결정하는 것이 좋다.

노인의 학습활동은 과거 지향적인 활동이 아니라 미래를 지향하는 활동이다. 노인들이 과거를 잘 마무리하고 과거 그들이 습득하고 쌓아온 최소한의 지식이나 기술을 잃지 않도록 도와주는 차원에서 현재의 상태를 유지하거나 회복하는 것도 중요하지만, 노인들에게도 앞으로 살아가야 할 삶의 미래가 있으며, 그 미래를 준비하고 그에 적응해 나가는 것은 노인들에게 있어서도 중요한 과제임을 잊어서는 안 된다.

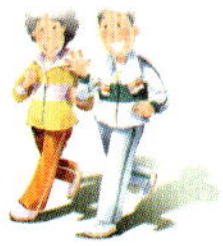

실천해야 할 일

1. 노인에게 맞는 여가활동을 찾아봅시다.

2. 노인의 여가시간에 맞는 활동 계획을 수립해 봅시다.

3. 친지나 동료에게 이메일로 안부를 전해 봅시다.

4. 지역에 활동하고 있는 노인봉사활동 동아리에 대하여 알아봅시다.

5. 주변에 있는 시설의 노인 대상 프로그램을 알아보고, 그 장단점을 알아봅시다.

5 노인 여가활동의 계획과 참여

1. 일상생활과 여가

여가활동 참여를 위해 지난 니의 생활을 살펴보고 다른 사람들과 비교하여 보도록 하자.

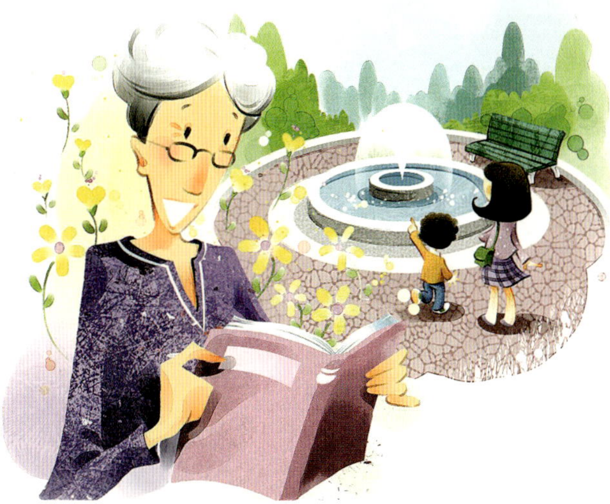

1) 여가활동 돌아보기(현재 나의 일과표 만들기)

(1) 평소 나의 하루

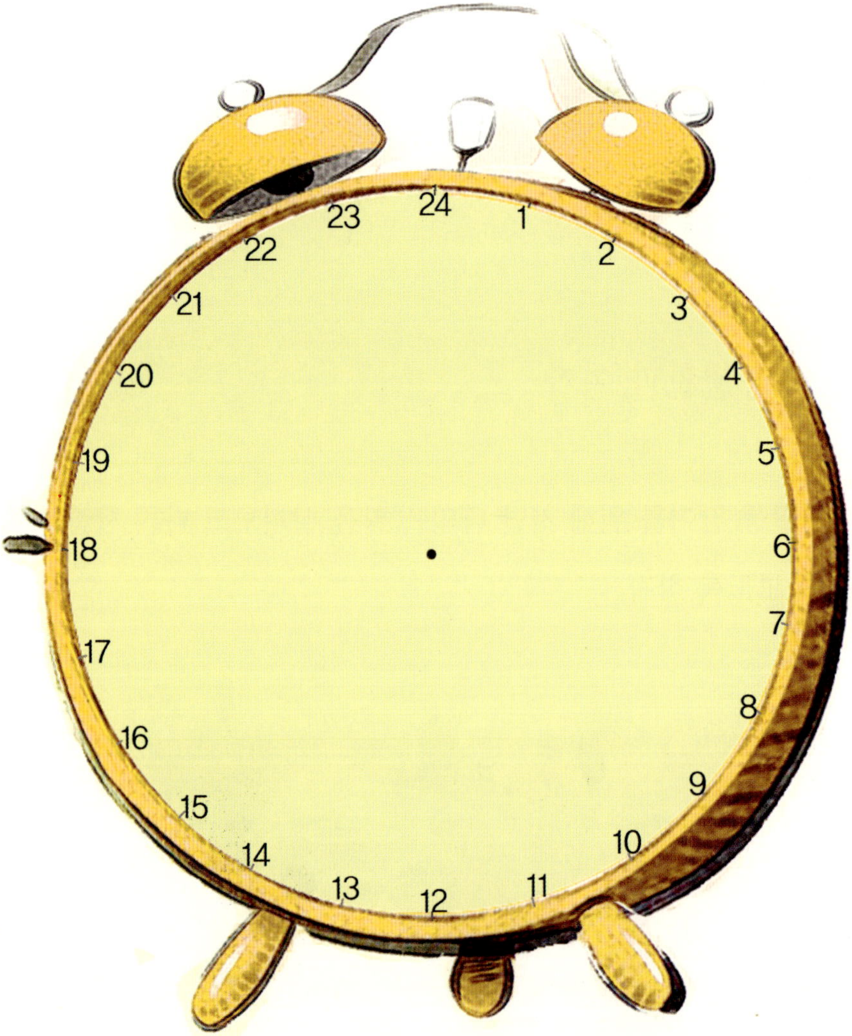

(2) 한 주간 나의 여가생활(요일별 2개 정도 기록하기)

요일	시간	참여한 경험이 있는 여가활동	어디서	누구와
월				
화				
수				
목				
금				

(3) 주말 나의 여가(요일별 3~4개 정도 기록하기)

이번에는 일주일 중 주말 시간을 구체적으로 알아보고 다른 사람들과 이야기를 나누어 보자.

요일	시간	참여한 경험이 있는 여가활동	어디서	누구와
토요일				
일요일				

(4) 월별 나의 여가생활

작년 한해를 돌아보며 월별로 참여했던 여가활동의 내용을 1~2가지 정도 적어 보자.

구분	주요 활동	활동시 내 마음상태는 어떤지 느낌을 적어보세요.
1월	예) 온천여행	경로당 친구들과 함께 심신의 피로를 풀 수 있었음. 온천여행 시간이 짧아 너무 아쉬움.
2월		
3월		
4월		
5월		
6월		
7월		
8월		
9월		
10월		
11월		
12월		

2) 여가활동 조사하기

(1) 참가자를 중심으로 알아보기

우리들이 여가를 즐겁고 유익하게 보낼 수 있는 여가활동 내용을 조사하여 보자.

구분	혼자 할 수 있는 활동	여럿이 할 수 있는 활동	가족과 할 수 있는 활동
조사 내용			

(2) 활동 내용을 중심으로 알아보기

여가활동 유형으로 나누어 알아 보자.

활동유형	활동종류
휴양활동	예) 휴식, 낮잠
스포츠활동	예) 게이트 볼
관광활동	
오락활동	
문화활동	
기타활동	

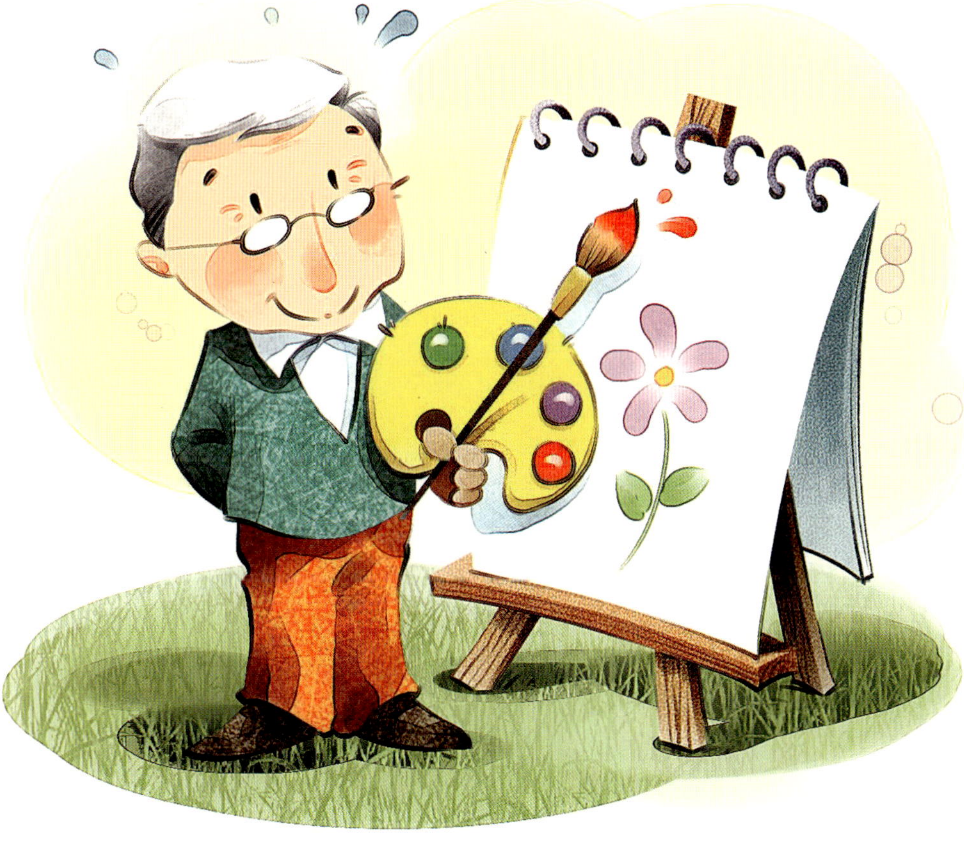

2. 나의 여가활동

우리에게 유익한 여가활동에 참여한 후 자기의 느낌과 생각을 말하여 보자.

1) 나의 여가활동 참여

참여한 여가활동을 정리하여 자기의 생각과 느낌을 적어 보자.

구분	기록할 내용
내용	(활동명:)
누구와	
어디에서	

2) 여가활동 소개하기

경험했거나 관심 있는 여가활동 내용을 1~2가지 선택하여 다른 사람에게 소개하여 보자.

구분	기록할 내용
유가유형	
참가방법	
장소 및 준비물	
유익한 점	
유의사항	

3. 여가활동 참여를 위한 MBTI 성격 테스트

재미있는 MBTI 성격 테스트 체크리스트를 활용하여 결과를 알아보자.

1) 테스트 1: 외향성(E)과 내향성(I)에 대한 테스트

4개의 테스트가 있다. 각각 10개의 문항 중 자신이 그렇게 했을 경우에 편하게 느껴지고 익숙한 것에 체크하고 결과를 확인해 보자.

구분	E-타입	I-타입
1	나는 말을 많이 하다 보니 실수할 때가 종종 있다.	나는 말이 없어 주변 사람들이 답답해할 때가 있다.
2	나는 새로운 사람을 만나면 기분이 좋아진다.	나는 모르는 사람을 만나는 일은 피곤하다.
3	어떤 일에 대해 말하는 도중에 생각하고 대화도중 결심할 때가 있다.	어떤 일에 대해 의견을 말하기에 앞서 신중히 생각하는 편이다.
4	나는 팀으로 일하는 것이 편하다.	나는 혼자 혹은 다른 사람 한 명 정도와 일하는 것이 편하다.
5	나는 생각이나 견해를 사람들에게 표현하기를 좋아한다.	나는 대체로 나의 삶, 생각, 견해를 내 안에 간직하는 편이다.

구분	E-타입	I-타입
6	회의나 모임이 끝나면 말을 너무 많이 한 것 같다고 후회할 때가 있다.	회합이나 모임이 끝나고 나면 나의 생각을 이야기하지 않은 것을 후회할 때가 있다.
7	오랜 시간 혼자 일하다 보면 외롭고 지루하고 힘들다.	혼자 오랜 시간 일해도 외롭다거나 지루하지 않다.
8	일할 때 적막한 것보다는 어느 정도의 소리가 자극이 되기도 한다.	나는 시끄러운 환경에서 일을 제대로 할 수 없다.
9	말이 빠르고 목소리가 큰 편에 속한다.	목소리가 작고 조용하게 말한다.
10	나는 활동적인 편이다.	나는 집에 있는 것이 편하다.

[결과]

① E가 6개 이상인 경우: E-타입(외향형)

② I가 6개 이상인 경우: I-타입(내향형)

③ E와 I가 각각 5개인 경우: E-타입(외향형)

2) 테스트 2: 감각(S)과 직관(N)에 대한 테스트

구분	감각(S)	직관(N)
1	나는 현실적이다.	나는 미래지향적이다.
2	나는 과거의 경험으로 판단한다.	나는 미래의 가능성으로 판단한다.
3	나는 사실적 표현을 잘한다.	나는 추상적 표현을 잘한다.
4	나는 구체적이다.	나는 은유적이다
5	나는 상식적이다.	나는 창의적이다.
6	나는 갔던 길로 가는 것이 편하다.	나는 새로운 길이 재미있다.
7	나는 집안 일을 잘 할 줄 아는 편이다.	나는 집안 일이 서투르다.
8	나는 한 번 간 길도 잘 기억하는 편이다.	나는 한 번 갈 길은 잘 기억하지 못하는 편이다.
9	나는 실제 경험을 좋아한다.	나는 공상을 좋아한다.
10	나는 침착한 편이다.	나는 단계나 순서를 거치지 않으려 한다.

[결과]

① S가 6개 이상인 경우: S-타입(감각형)

② N이 6개 이상인 경우: N-타입(직관형)

③ S와 N이 각각 5개인 경우: N-타입(직관형)

3) 테스트 3: 사고(T)와 감정(F)의 선호경향에 대한 테스트

구분	T-타입	F-타입
1	나는 분석적이다.	나는 감수성이 풍부하다.
2	나는 객관적이다.	나는 공감적이다.
3	나는 감정에 치우치지 않고 의사결정을 한다.	나는 상황을 생각하며 의사결정을 한다.
4	나는 이성과 논리로 행동한다.	나는 가치관과 느낌으로 행동한다.
5	나는 능력 있다는 소리를 듣기 좋아한다.	나는 따뜻하다는 소리를 듣기 좋아한다.
6	나는 경쟁한다.	나는 양보한다.
7	나는 직선적인 말이 편하다.	나는 배려하는 말이 편하다.
8	나는 사건의 원인과 결과를 쉽게 파악한다.	나는 사람의 기분을 쉽게 파악한다.
9	사람들은 나를 차갑다고 하는 편이다.	사람들은 나를 따뜻하다고 한다.
10	나는 할말은 한다.	나는 좋게 생각하는 편이다.

[결과]

① T가 6개 이상인 경우: T-타입(사고형)

② F가 6개 이상인 경우: F-타입(감정형)

③ T와 F가 각각 5개인 경우: F-타입(감정형)

4) 테스트4 : 판단(J)과 인식(P)의 선호경향에 대한 테스트

구분	J-타입	P-타입
1	나는 결정에 대해서 잘 변경하지 않는 편이다.	나는 결정에 대해서 융통성이 있는 편이다.
2	나는 계획에 의해서 일 처리를 하는 편이다.	나는 일 처리를 마지막에 벼락치기로 하는 편이다.
3	나는 계획된 여행이 편하다.	나는 갑자기 떠나는 여행이 재미있다.
4	나는 팀으로 일하는 것이 편하다.	나는 혼자서 일하는 것이 편하다.
5	나는 입장이나 결정에 대해 명확하게 언급하는 것을 좋아한다.	나는 변화의 가능성을 생각하면서 자신의 입장을 임시적인 것으로 간주한다.
6	나는 조직적인 분위기에서 일이 잘된다.	나는 즐거운 분위기에 일이 잘된다.
7	나는 계획적이고 조직적이다.	나는 순발력 있다.
8	나는 규범을 좋아한다.	나는 자유로운 것을 좋아한다.
9	나는 일할 때 친해진다.	나는 놀 때 친해진다.
10	내 책상은 정리가 잘 되어 있다.	내 책상은 이것저것 벌여져 있다.

[결과]

① J가 6개 이상인 경우: J-타입(판단형)

② P가 6개 이상인 경우: P-타입(인식형)

③ J와 P가 각각 5개인 경우: P-타입(인식형)

4. MBTI 성격 테스트 내용과 어울리는 여가활동

앞에서 해본 4가지 테스트 결과를 종합하여 나의 성격유형을 알아보고, 아래에서 내 유형의 특징과, 이에 어울리는 여가유형도 찾아보자.

성격유형	유형별 특징
ISTJ	신중하고 조용하며 집중력이 강하고 매사에 철저하다. 구체적, 체계적, 사실적, 논리적, 현실적인 성격을 띠고 있으며, 신뢰할 만하다. 만사를 체계적으로 조직화시키려고 하며 책임감이 강하다. 성취해야 한다고 생각하는 일이면 주위의 시선에 아랑곳하지 않고 꾸준하고 건실하게 추진해 나간다.
ISFJ	조용하고 친근하고 책임감이 있으며 양심 바르다. 맡은 일에 헌신적이며 어떤 계획의 추진이나 집단에 안정감을 준다. 매사에 철저하고 성실하고 정확하다. 기계분야에는 관심이 적다. 필요하면 세세한 면까지도 잘 처리해 나간다. 충실하고 동정심이 많고 타인의 감정에 민감하다.
INFJ	인내심이 많고 독창적이며 필요하거나 원하는 일이라면 끝까지 이루려고 한다. 자기 일에 최선의 노력을 다한다. 타인에게 말없이 영향력을 미치며, 양심이 바르고 다른 사람에게 따뜻한 관심을 가지고 있다. 확고부동한 원리원칙을 중시한다. 공동선을 위해서는 확신에 찬 신념을 가지고 있기 때문에 존경을 받으며 사람들이 따른다.
어울리는 여가유형	여럿이 함께하는 스포츠형, 사교형, 봉사활동형

성격유형	유형별 특징
INTP	조용하고 과묵하다. 특히 이론적 과학적 추구를 즐기며, 논리와 분석으로 문제를 해결하기를 좋아한다, 주로 자기 아이디어에 관심이 많으나, 사람들의 모임이나 잡담에는 관심이 없다. 관심의 종류가 뚜렷하므로 자기의 지적 호기심을 활용할 수 있는 분야에서 능력을 발휘할 수 있다.
ISTP	조용하고 과묵하며, 절제된 호기심을 가지고 인생을 관찰하고 분석한다. 때로는 예기치 않게 유머 감각을 나타내기도 한다. 대체로 인간관계에 관심이 없고, 기계가 어떻게 왜 작동하는지 흥미가 많다. 논리적인 원칙에 따라 사실을 조직화하기를 좋아한다.
ISFP	말없이 다정하고 친절하고 민감하며 자기 능력을 뽐내지 않고 겸손하다. 의견의 충돌을 피하고 자기 견해나 가치를 타인에게 강요하지 않는다. 남 앞에 서서 주도해 나가기보다 충실히 따르는 편이다. 일하는 데에도 여유가 있다. 왜냐하면 목표를 달성하기 위해 안달복달하지 않고 현재를 즐기기 때문이다.
어울리는 여가활동	휴양형, 개인 위주의 스포츠형, 교양 및 문화 활동형

성격유형	유형별 특징
INTJ	대체로 독창적이며 자기 아이디어나 목표를 달성하는 데 강한 추진력을 가지고 있다. 관심을 끄는 일이라면 남의 도움이 있든 없든 이를 계획하고 추진해 나가는 능력이 뛰어나다. 회의적, 비판적, 독립적이고 확고부동하며 때로는 고집스러울 때도 많다. 타인의 감정을 고려하고 타인의 관점에도 귀를 기울이는 법을 배워야 한다.
ISFP	학습, 아이디어, 언어, 자기 독립적인 일에 관심이 많다. 어떻게 하든 이루어 내기는 하지만 일을 지나치게 많이 벌이려는 경향을 가지고 있다. 남에게 친근하기는 하지만, 많은 사람들을 동시에 만족시키려는 부담을 가지고 있다. 경제적인 부유나 물질적 소유에 별 관심이 없다.
ESTJ	구체적이고 현실적이고 사실적이며, 기업 또는 기계에 재능을 타고난다. 실용성이 없는 일에는 관심이 없으며 필요할 때 응용할 줄 안다. 활동을 조직화하고 주도해 나가기를 좋아한다. 타인의 감정이나 관점에 귀를 기울일 줄 알면 훌륭한 행정가가 될 수 있다.
어울리는 여가활동	오락활동형, 관광활동형, 혼자 할 수 있는 스포츠 및 신체활동형

성격유형	유형별 특징
ESTP	근심이 없고 어떤 일이든 즐길 줄 안다. 기계 다루는 일이나 운동을 좋아하고 친구 사귀기를 좋아한다. 적응력이 강하고 관용적이며, 보수적인 가치관을 가지고 있다. 긴 설명을 싫어한다. 기계의 분해 또는 조립과 같은 실제적인 일을 다루는 데 능하다.
ESFP	사교적이고 태평스럽고 수용적이고 친절하며, 만사를 즐기는 형이기 때문에 다른 사람들로 하여금 일에 재미를 느끼게 한다. 운동을 좋아하고 주위에 벌어지는 일에 관심이 많아 끼어들기 좋아한다. 추상적인 이론보다는 구체적인 사실을 잘 기억하는 편이다. 건전한 상식이나 사물뿐 아니라 사람들을 대상으로 구체적인 능력이 요구되는 분야에서 능력을 발휘할 수 있다.
어울리는 여가활동	사교형, 오락활동형, 휴양형

성격유형	유형별 특징
ENFP	따뜻하고 정열적이고 활기에 넘치며 재능이 많고 상상력이 풍부하다. 관심이 있는 일이라면 어떤 일이든지 척척 해낸다. 어려운 일이라도 해결을 잘하며 항상 남을 도와줄 태세를 가지고 있다. 자기 능력을 과시한 나머지 미리 준비하기보다 즉흥적으로 덤비는 경우가 많다. 자기가 원하는 일이라면 어떠한 이유라도 갖다 붙이며 부단히 새로운 것을 찾아 나선다.
ENTP	민첩하고 독창적이고 안목이 넓으며 다방면에 재능이 많다. 새로운 일을 시도하고 추진하려는 의욕이 넘치며, 새로운 문제나 복잡한 문제를 해결하는 능력이 뛰어나며 달변이다. 그러나 일상적이고 세부적인 면은 간과하기 쉽다. 한 일에 관심을 가져도 부단히 새로운 것을 찾아 나간다. 자기가 원하는 일이면 논리적인 이유를 찾아내는 데 능하다.
어울리는 여가활동	사교활동형, 스포츠 및 신체활동형, 관광형

성격유형	유형별 특징
ESFJ	마음이 따뜻하고 이야기하기 좋아하고, 사람들에게 인기가 있고 양심 바르고 남을 돕는 데에 타고난 기질이 있으며 집단에서도 능동적인 구성원이다. 조화를 중시하고 인화를 이루는 데 능하다. 항상 남에게 잘 해주며, 격려나 칭찬을 들을 때 가장 신바람을 낸다. 사람들에게 직접적이고 가시적인 영향을 줄 수 있는 일에 가장 관심이 많다.
ENFJ	주위에 민감하며 책임감이 강하다. 다른 사람들의 생각이나 의견을 중히 여기고, 다른 사람들의 감정에 맞추어 일을 처리하려고 한다. 편안하고 능란하게 계획을 내놓거나 집단을 이끌어 가는 능력이 있다. 사교성이 풍부하고 인기 있고 동정심이 많다. 남의 칭찬이나 비판에 지나치게 민감하게 반응한다.
ENTJ	열성이 많고 솔직하고 단호하고 통솔력이 있다. 대중 연설과 같이 추리와 지적담화가 요구되는 일이라면 어떤 것이든 능하다. 보통 정보에 밝고 지식에 대한 관심과 욕구가 많다. 때로는 실제의 자신보다 더 긍정적이거나 자신 있는 사람으로 비칠 때도 있다.
어울리는 여가활동	사교활동형, 봉사활동형, 오락활동형, 단체가 할 수 있는 스포츠 및 신체활동형

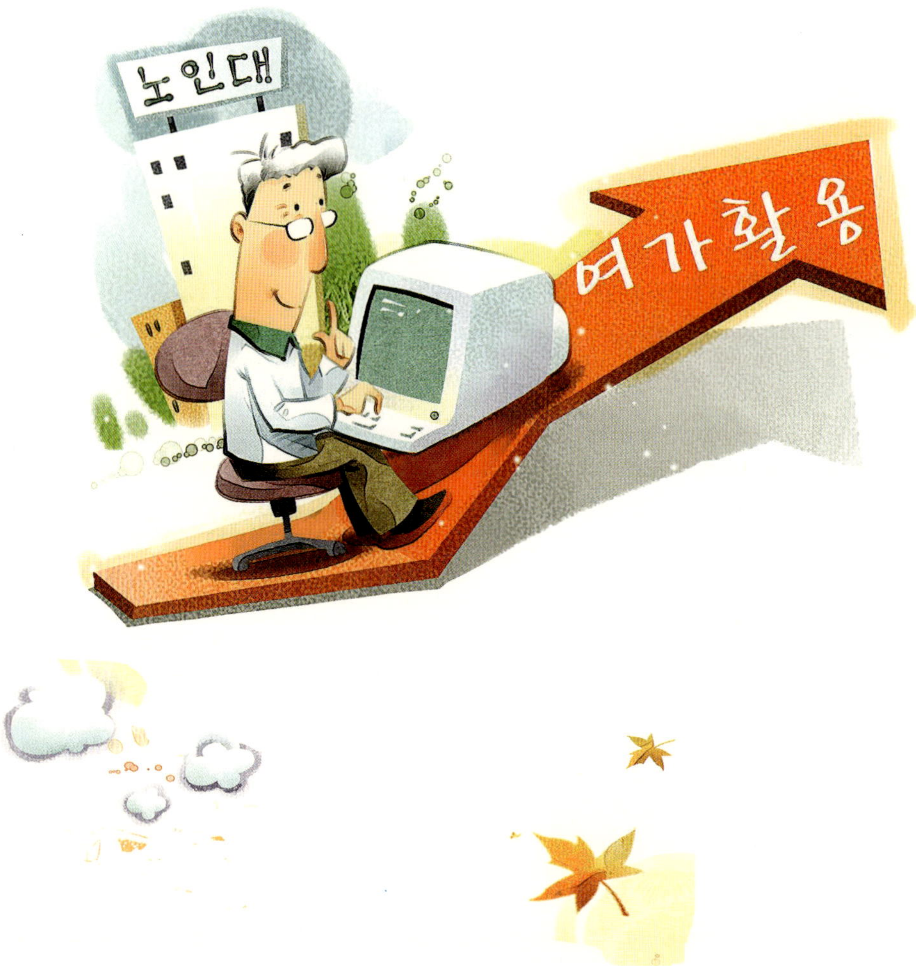
노인대
여가활용

5. 여가활동 참여를 위한 탐색과 계획

나에게 잘 어울리는 여가활동을 여러 가지 여가유형에서 찾아보고 참여를 위한 계획을 세워 보자.

1) 나와 어울리는 여가활동 찾아보기

위의 내용을 참고로 내가 참여하기 적합한 여가유형에 따른 구체적인 여가활동 5가지를 적어보자.

번호	적합한 여가활동은?	누구와 함께?	어디에서?
1			
2			
3			
4			
5			

2) 내가 설계하는 나의 여가생활 I

내가 설계한 그대로 나의 생활이 펼쳐진다면 나는 어떤 여가활동을 할 수 있을까? 평소 생각했던 여가활동을 중심으로 하루 일과표를 작성하여 보자.

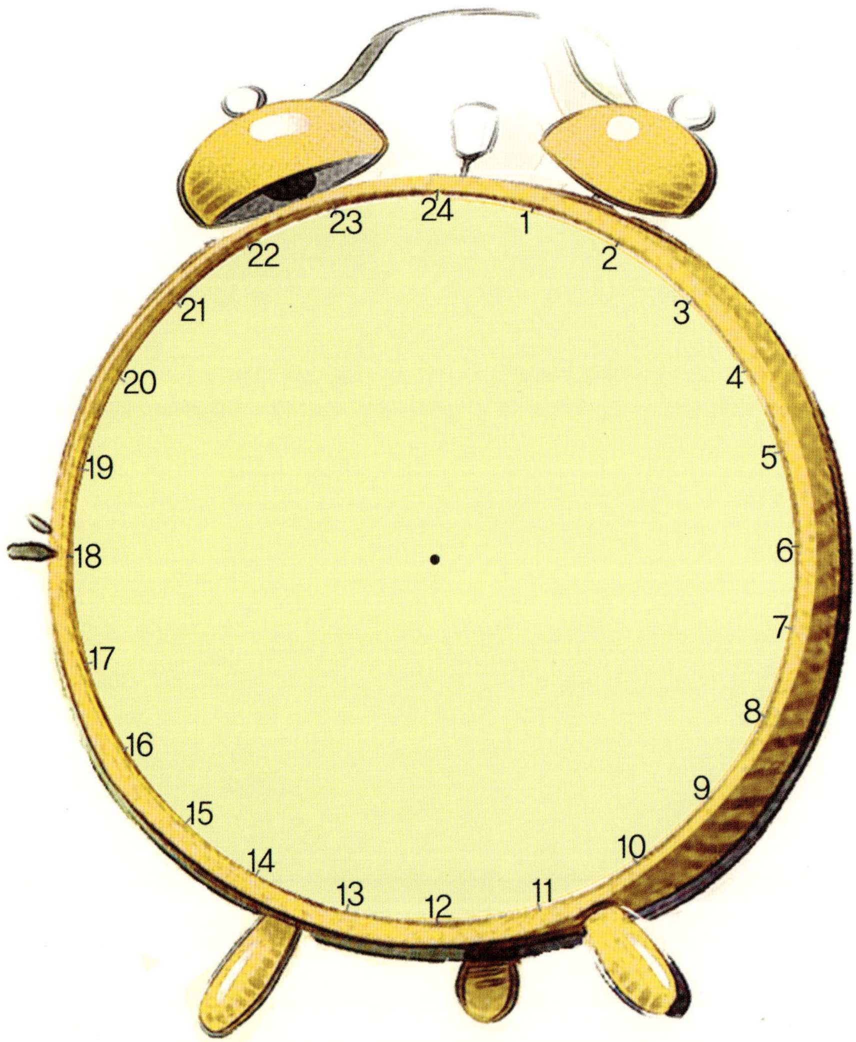

3) 내가 설계하는 나의 여가생활 II

아래의 표를 참고하여 앞으로 내게 필요한 여가활동과 시간을 적어 보고 옆 사람과 이야기를 나누어 보자.

구분	월	화	수	목	금	토	일	전체
종교활동	0분	30분	60분	0분	0분	0분	120분	3시간 30분
전화하기	10분	11분	13분	6분	9분	35분	26분	1시간 50분
TV시청	70분	120분	85분	80분	110분	175분	210분	14시간 10분
독서	30분	30분	30분	30분	30분	30분	30분	3시간 30분
신문일기	15분	15분	15분	15분	15분	15분	20분	1시간 50분
밭일	30분	45분	35분	20분	15분	65분	160분	6시간 10분
화분 가꾸기	10분	0분	5분	0분	0분	5분	20분	40분
애완동물 돌보기	7분	7분	7분	7분	7분	7분	7분	49분
요리하기	45분	40분	40분	35분	40분	35분	30분	4시간 25분
쉬는 시간	100분	100분	100분	100분	100분	20분	0분	8시간 40분
수면	6시간	7시간	6시간	6시간	7시간	6시간	7시간	45시간
산책	30분	30분	30분	30분	30분	30분	30분	3시간 30분
라디오 청취	70분	120분	90분	30분	30분	30분	30분	6시간 40분
노인대학	5시간	4시간	4시간	5시간	3시간	4시간	6시간	31시간

〈주간 여가활동 계획표〉

구분	월	화	수	목	금	토	일	전체

한 말씀 부탁합니다.	성명	내가 해주고 싶은 말

4) 내가 설계하는 나의 여가생활 Ⅲ

나와 옆 사람의 주간 시간 사용계획표를 보고 나의 월간 여가 계획표를 만들어 보자.

월별로 2~3가지 정도의 제목을 적어본다.

구분	1월	2월	3월	4월	5월	6월
여가 활동						

구분	7월	8월	9월	10월	11월	12월
여가 활동						

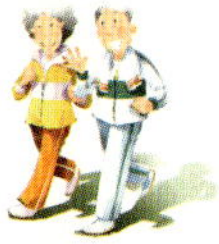

실천해야 할 일

1. 우리 지역의 노인 여가시설과 복지시설을 알아봅시다.

2. 본인이 즐겁게 참여할 수 있는 여가활동을 선정해 봅시다.

3. 전화나 방문을 통해 본인에 맞는 여가 프로그램을 확인해 봅시다.

4. 혼자보다는 같이 할 수 있는 벗과 함께 참여해 봅시다.

5. 자원봉사 프로그램을 통한 적극적인 사회봉사에 참여해 봅시다.

김동진(金東進)

서울대학교 사범대학 체육교육과 학사
서울대학교 사범대학 체육학 석사
한양대학교 사범대학 체육학 박사
뉴멕시코 대학교 파견 교수
조지아대학교 파견 교수
서울대학교 학생처장과 서울대학교 포스코 스포츠센터 관장 역임
현재 서울대학교 사범대학 체육교육과 교수

저서: 『중, 고등학교 체육, 수영 교과서』(금성출판사)
『현대 스포츠 시리즈 I: 골프, 테니스』(교학사)
『골프 바이블』(대한미디어)

제3기 인생 길라잡이 시리즈 6

활기찬 노년을 위한 여가활동

저자 김동진
기획 최성재

2007년 9월 10일 초판 제1쇄 인쇄
2007년 9월 15일 초판 제1쇄 발행

발행인 이장무
발행처 서울대학교출판부
151-742 서울 관악구 신림동 산 56-1
판매과 02-889-4424, 02-880-7995
Fax 02-888-4148
E-mail snubook@snu.ac.kr
Home-page http://www.snupress.com

출판등록 제15-3호

ISBN 978-89-521-0859-3 14330
세트 978-89-521-0851-7

값 5,000 원

제3기 인생 길라잡이 시리즈

01 새로 시작하는 제3기 인생 최성재

02 우리 몸의 노화 박상철

03 아름다운 노후를 위한 정신건강 조맹제

04 장수를 위한 구강관리 고홍섭 외

05 제3기 인생, 디지털 날개를 달자 김성준

06 활기찬 노년을 위한 여가활동 김동진

〈근간〉

07 제3기 인생, 운동으로 지키는 건강 송욱 외

08 노년과 음식 이연숙

09 노년과 가족 그리고 이웃 한경혜

10 세월의 흐름과 기억력 변화 김정오

11 인생의 보람과 의미를 찾는 자서전 쓰기 한경혜

12 제3기 인생과 종교생활 윤이흠

13 아직도 늦지 않는 공부 윤희원

14 세월과 마음 민경환

15 봉사하는 제3기 인생 최성재

16 제3기 인생의 복지 최성재

17 제3기 인생의 신체 건강 (I) 김철호

18 제3기 인생의 신체 건강 (II) 김철호

19 제3기 인생의 경제와 재산관리 최현자

20 제3기 인생의 건강과 약물 서유헌